**Du même auteur, aux éditions Leduc.s**

*Le sel malin*, 2010.
*Le chlorure de magnésium malin*, 2010.
*Mes petites papillotes magiques*, 2010.
*Le raisin malin*, 2010.
*Les 30 ingrédients de la cuisine bio*, 2010.
*Soupes brûle-graisses*, 2010.
*Le miel malin*, 2010.
*100 réflexes mariage bio et durable*, 2010.
*Yaourts inratables*, 2010.
*Le pamplemousse malin*, 2009.
*100 réflexes bébé bio* (en collaboration avec Elisa de Castro Guerra), 2008.



Illustrations : Fotolia
Maquette : Nordcompo


17, rue du Regard
75006 Paris – France
E-mail : info@editionsleduc.com
ISBN : 978-2-84899-448-2

ALIX LEFIEF-DELCOURT

# L'ARGILE C'EST MALIN

LEDUC.S
ÉDITIONS

## Mise en garde

**Les conseils santé proposés dans ce livre ne dispensent pas d'un diagnostic et d'un avis médical.**

# Sommaire

# Introduction

Se soigner grâce à… de la boue ? Pas très glamour, et pourtant redoutablement efficace pour résoudre de nombreux petits problèmes quotidiens ! Depuis des siècles, les hommes prêtent à l'argile des propriétés santé et beauté étonnantes. Les Égyptiens l'utilisent pour soigner les blessures et toutes sortes de maladies ; Hippocrate, célèbre médecin grec, préconise les bains de boue pour purifier le corps et l'esprit… Autre signe de cette reconnaissance : dans sa célèbre *Histoire naturelle*, écrite au Iᵉʳ siècle, Pline l'Ancien consacre un chapitre entier à l'argile. Il en fait notamment un excellent ingrédient à associer aux farines pour protéger contre de nombreuses infections.

Mais l'argile, c'est quoi au fait ? Rien d'autre que de la boue, celle qui colle aux chaussures quand on se balade, celle avec laquelle on modèle des pots ou des bustes… Mais attention, pas n'importe quelle boue ! Gorgée de soleil, d'eau et d'air, cette matière concentre toutes les richesses des éléments indispensables à la vie. L'argile est en effet issue de la décomposition de roches sédimentaires, un processus qui s'est effectué sur des siècles et des siècles et a chargé la matière en minéraux. L'argile est donc une vraie richesse millénaire qui n'est pas près de s'épuiser !



Dans la vie quotidienne, on connaît généralement les applications les plus courantes de l'argile : en masque pour assainir les cheveux gras ou en cataplasme* pour soulager une douleur au dos ou des problèmes de foie. Mais l'argile sait faire beaucoup plus que cela ! Santé, beauté, maison (et même cuisine !), elle trouve son utilité dans de nombreux domaines. Car l'argile, c'est aussi…

- un soin SOS en cas de brûlure, de bosse ou de coupure ;
- un vrai remède de grand-mère pour soigner toutes les petites douleurs ;

* Préparation assez pâteuse appliquée directement sur la peau dans un but thérapeutique (plus d'information p. 44).

- une solution pour soigner aphte ou gingivite ;
- un allié dans la lutte contre les maladies de l'hiver ;
- une bonne base pour se préparer de nombreux soins pour le visage, le corps et les cheveux ;
- un ingrédient incontournable pour fabriquer poudres et autres fards à paupières ;
- une alternative économique et écologique au talc pour bébé ;
- un détachant naturel et écolo redoutable ;
- un absorbeur d'odeurs efficace ;
- et plein d'autres choses encore à découvrir dans ces pages !

# PARTIE I

# Tous les secrets d'une terre magique

CHAPITRE I

# Un remède naturel millénaire

## Petite histoire d'un grand remède…

Depuis la nuit des temps, l'argile fait partie de la vie quotidienne des hommes. Ils utilisent cette **matière naturelle et peu coûteuse, que l'on appelle aussi « terre glaise »**, à diverses fins. C'est sur des tablettes d'argile que l'on a par exemple retrouvé les toutes premières traces d'écriture. C'est en argile aussi que l'on fabrique les premiers fours ou les poteries. Dans la Bible, elle sert même à façonner le tout premier homme : Adam.

Outre son utilisation comme matériau de construction, **l'argile est aussi très prisée pour**

**ses vertus thérapeutiques**. En Égypte, on s'en sert pour désinfecter les blessures, soigner toutes sortes de maladies et même embaumer les morts ! L'argile de Nubie (région du sud du pays, le long du Nil) est ainsi la plus réputée dans la pharmacopée égyptienne. Quant aux Grecs, ils utilisent notamment des bandelettes enduites d'argile pour soigner les fractures. Et dans la Rome Antique, on profite de ses bienfaits dans les célèbres thermes : bains de boue, enveloppements… Mais les tout premiers à utiliser l'argile pour ses bienfaits thérapeutiques sont… les animaux. Il n'y a qu'à voir les éléphants ou les cerfs se rouler par instinct dans la boue argileuse des rivières pour soigner leurs blessures ou soulager leurs membres endoloris ! Les hommes n'ont finalement rien inventé : ils n'ont fait que copier les animaux.



Au XIX^e siècle, l'argile connaît soudain un regain d'intérêt. **De grands naturopathes allemands vantent les vertus de cette matière** et contribuent à sa renommée comme remède naturel. Le prêtre Sebastian Kneipp (1821-1897), connu pour être à l'origine des cures naturelles (plantes, eau froide…), recommande ainsi les cataplasmes et les enveloppements à base d'argile et de vinaigre pour résoudre de nombreux maux. Son « héritier », Adolf Just, popularisera également l'usage de cette terre bientôt appelée « terre de Just ».

Au XX$^{e}$ siècle, l'argile est utilisée avec succès dans de nombreux cas. Gandhi lui-même recommande son utilisation et en est un adepte convaincu ! Pendant la Première Guerre mondiale, additionnée dans la moutarde des rations, **elle sauve la vie à des milliers de soldats** français en les protégeant contre la dysenterie qui décime alors les troupes.

Mais, face aux progrès considérables de la médecine moderne, l'argile est peu à peu **reléguée au rang des « remèdes de grand-mère ».** C'est oublier un peu vite que de nombreux médicaments que l'on trouve aujourd'hui en pharmacie, notamment contre les problèmes digestifs ou gastriques, ne sont rien d'autre que des dérivés… d'argile !

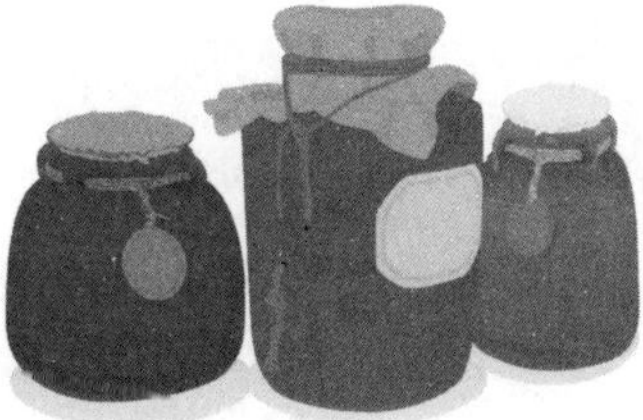

## L'argile dans l'industrie

L'argile est employée dans de nombreux domaines industriels, notamment l'industrie pétrolière comme boue de forage. Elle entre dans les processus de transformation et de raffinage du pétrole, de purification des essences, sert dans la fabrication du caoutchouc synthétique ou naturel ainsi que de peintures. Elle est également utilisée comme dépolluant des eaux industrielles gorgées de métaux lourds, dans l'industrie alimentaire pour clarifier certaines boissons (huiles, bières, eaux...), etc.

## Le saviez-vous ?

Le mot « argile » vient du latin *argilla*, lui-même dérivé du grec *argillos*, de *argos*, signifiant « d'une blancheur éclatante ». Du XIIe au XVIe siècle, on disait « ardille », puis le mot s'est transformé en « arzille », puis « arsille » et enfin « argile ».

# La composition de l'argile

## Une richesse minérale extraordinaire

D'un point de vue purement chimique, l'argile est composée de silicates d'alumine hydratés. Elle contient de nombreux minéraux : silice (en majorité), aluminium, fer, magnésium, calcium, cuivre, sodium, potassium, manganèse... Certains types d'argile sont plus riches en alumine, d'autres en fer, d'autres encore en magnésium : c'est aussi ce qui fait tout l'intérêt de cette matière multiple !



| Exemple de composition minéralogique d'une argile blanche montmorillonite | |
|---|---|
| **Éléments majeurs** | |
| Silice | 61 % |
| Aluminium | 23 % |
| Fer | 12 % |
| Magnésium | 4,5 % |
| Sodium | 3 % |
| Calcium | 2,5 % |
| Potassium | 0,4 % |
| Manganèse | 0,08 % |
| **Éléments mineurs** | |
| Cuivre | 0,008 ppm* |
| Cobalt | < 0,001 ppm |
| Molybdène | < 0,001 ppm |

* ppm = partie pour million.

## La silice, un minéral essentiel

Quel que soit le type d'argile choisi (voir p. 23), la silice ou silicium est le composant principal : elle constitue au moins 50 % du produit fini.

La silice ($SiO_2$) est présente en quantité importante dans tous les tissus du corps humain : organiques, osseux et conjonctifs. Elle est, par exemple, indispensable au bon état et à la solidité des ligaments, des tendons, des articulations, de la peau, des os, des dents, des cheveux, des ongles, des vaisseaux… Elle est également essentielle pour le bon fonctionnement du système immunitaire. Or, avec l'âge, la quantité de silice dans l'organisme diminue. C'est l'une des causes du vieillissement et de ses manifestations physiques : ostéoporose, rides, lombalgies, arthrose, douleurs musculaires et articulaires, artériosclérose…

La silice est normalement apportée par l'alimentation. Les meilleures sources sont :

- Les céréales complètes et le pain complet.
- Les légumineuses : pois secs, haricots secs, petits pois…
- Certains fruits : pommes, coings, fraises…
- Les fruits secs : amandes, noix, pistaches…

- Les légumes : laitue, persil, navet, concombre, épinards, ortie, chou-fleur…
- L'oignon, l'ail et l'échalote.

## Des pouvoirs magiques

Les propriétés de l'argile sont très nombreuses. Pour résumer, on peut dire qu'elle est…



- **Absorbante.** L'argile agit comme un buvard, en épongeant les liquides, le gras, les odeurs, les toxines, les gaz nocifs… Voilà pourquoi elle est efficace pour traiter les peaux et les cheveux gras (masques, shampooings…), soigner une plaie, évacuer un poison de l'organisme, mais aussi éliminer les mauvaises odeurs dans une pièce, ôter le mauvais goût de l'eau…

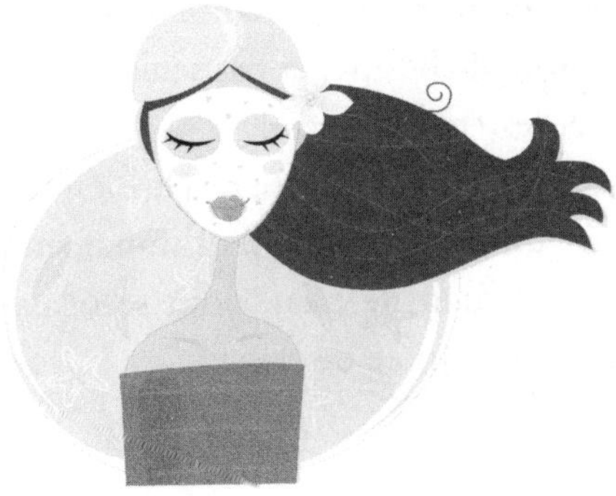

- **Adsorbante.** En clair, l'argile fixe les toxines et favorise leur élimination. De plus, elle échange ces mauvais ions contre de « bonnes » particules comme les minéraux. Voilà pourquoi on l'utilise dans le bain pour un effet reminéralisant, dans les masques de beauté pour donner de l'éclat au teint, en cataplasmes pour ses bienfaits antidouleur…
- **Bactéricide et antiseptique.** L'argile élimine sur son passage tous les indésirables (bactéries, virus…). Et, contrairement aux antiseptiques classiques, elle ne détruit pas les cellules environnantes : elle favorise la reconstitution cellulaire. Elle est donc parfaitement indiquée pour traiter une petite plaie, une coupure, un aphte…
- **Cicatrisante,** grâce à la présence d'alumine. On l'utilise donc en cas de bleu, de coup, de bosse ou de blessure.
- **Hydratante et adoucissante.** Elle agit comme un vrai soin de beauté, et pas seulement pour les peaux et les cheveux gras !
- **Décontractante.** Elle se révèle bien utile pour soulager un mal de dos, des rhumatismes… ou simplement dans le bain, pour se relaxer après une longue journée de travail.

- **Régulatrice et antiacide.** On l'utilise donc pour soulager les problèmes intestinaux et gastriques.
- **Énergisante.** Elle permet de lutter contre la fatigue et les petites baisses de forme.



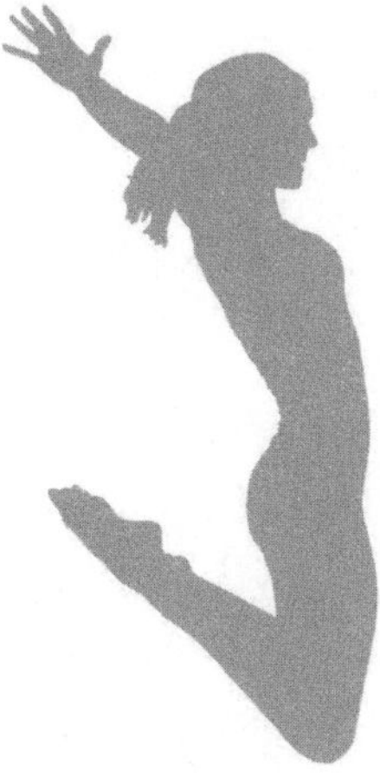

CHAPITRE 2

# Bien choisir son argile

## De multiples variétés d'argile

Sous le terme unique d'« argile », on trouve en fait de très nombreuses sortes d'argiles. On les classe généralement par couleurs – verte, blanche, rouge, jaune… – car c'est la solution la plus simple. **Mais ce n'est pas la couleur qui différencie deux types d'argiles !** En effet, il y a de nombreuses différences entre une argile verte illite et une argile verte montmorillonite, entre une argile blanche montmorillonite et une argile blanche kaolinite…

La différence entre ces types d'argiles réside dans leur structure interne. Certaines ont une structure « en feuillets » et contiennent deux couches de silice et une couche d'alumine, ou trois couches de silice et une d'alumine; d'autres ont une structure dite « fibreuse ». Cette distinction est importante car elle influe sur **les pouvoirs d'absorption et d'adsorption de chaque type d'argile**. Pas facile de s'y retrouver ! Simplifions-nous la vie en n'abordant que les cinq sortes d'argiles les plus couramment utilisées pour les applications santé et beauté.



| | **Pouvoir d'absorption** | **Pouvoir d'adsorption** |
|---|---|---|
| Argile montmorillonite | * | *** |
| Argile illite | *** | * |
| Argile kaolinite | * | *** |
| Argile attapulgite | *** | * |
| Ghassoul | *** | *** |

## Les argiles montmorillonites

Ce sont des argiles de qualité supérieure, riches en minéraux, notamment en magnésium, et très pures. Ce sont les plus couramment utilisées pour les applications santé mais aussi beauté, car les plus polyvalentes. Elles sont fortement concentrées en silice; entre 50 et 60 %. Grâce à leur très fort pouvoir adsorbant, elles ont une action reminéralisante et détoxicante, en plus de leurs propriétés absorbantes. Elles s'utilisent par voie interne (diluées dans de l'eau) et par voie externe (cataplasmes, masques, dans le bain…).

**La montmorillonite verte** est la plus courante et la plus polyvalente. Elle convient à tous les types de peaux et de cheveux, avec une préférence pour les peaux normales, mixtes à grasses, et les cheveux à tendance grasse. Grâce à ses propriétés régénérantes, reminéralisantes et revitalisantes, elle est adaptée pour toutes les applications santé. Elle peut également être prise par voie interne.



### L'argile spécial débutants

L'argile verte montmorillonite est l'argile la plus polyvalente. Parfaite pour les débutants, elle vous servira aussi bien pour les applications beauté que santé... et maison ! Si vous ne devez en acheter qu'une, c'est elle.

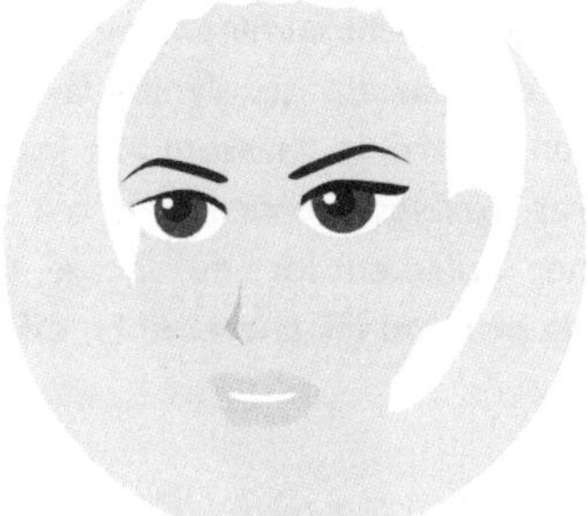

Il existe aussi d'autres couleurs d'argile montmorillonite : la **montmorillonite blanche** (pour les peaux sensibles et matures), **jaune, rouge ou grise**. Plus rare, et donc plus difficile à trouver, l'argile **bleue,** aux vertus oxygénantes, est excellente pour les peaux à problèmes (acné). Elle élimine les impuretés en douceur et redonne de la luminosité aux teints brouillés.



**Le saviez-vous ?**

Le mot « montmorillonite » vient de Montmorillon, ville située dans le département de la Vienne.

### Et le ghassoul ?

Le ghassoul (que l'on écrit aussi rhassoul ou rassoul) est une argile de la famille des smectites. Cette terre glaise volcanique, originaire de l'Atlas marocain, est utilisée depuis des millénaires par les femmes de cette région pour ses propriétés lavantes, régénérantes, désincrustantes et adoucissantes, notamment au hammam. D'ailleurs, son nom vient de *ghassala*, qui signifie laver en arabe. Comme un buvard, le ghassoul fixe les impuretés (poussières, cellules mortes...), ce qui permet de les éliminer facilement lors du rinçage, sans jamais agresser la peau ou les cheveux. En effet, contrai-

→

rement aux savons et aux shampooings, l'argile ne contient aucun tensioactif.

Le ghassoul existe sous plusieurs formes : en poudre, en morceaux ou plaquettes (appelées *M'siek*), ou en pâte. On en trouve également dans de nombreux produits de beauté vendus dans le commerce : crèmes, savons, gels de douche, shampooings... Vérifiez bien les étiquettes, car leurs teneurs en ghassoul sont souvent très différentes.

Le ghassoul peut être utilisé de multiples façons :

- **Sur la peau :** il nettoie en profondeur sans attaquer le film lipoprotecteur de la peau (contrairement aux savons et gels douche traditionnels). Il est donc particulièrement adapté aux peaux sensibles, réactives et allergiques. Il a également des vertus gommantes et astringentes intéressantes pour les peaux grasses ou dites « à problèmes ». Sur les peaux sèches, on y ajoute quelques gouttes d'huile d'argan pour un effet nourrissant. Employé sur le visage, il est apprécié pour ses vertus gommantes et régénérantes : on l'associe traditionnellement à de l'eau de rose, de fleur d'oranger ou de jasmin. Il éclaircit le teint et a une action anti-âge.
- **Sur les cheveux :** il convient à tous les types de cheveux à l'exception des cheveux très secs. Dégraissant et assainissant, il est parfait pour les cheveux gras dont il régule la production de sébum. Il aide aussi à éliminer les pellicules. Excellent démêlant, il a également une action volumatrice parfaite pour les cheveux fins.

## Les argiles illites

Ce sont des argiles communes, dont la qualité est inférieure à celle des montmorillonites. Elles ont un bon pouvoir d'absorption mais peu de pouvoir d'adsorption. On les emploie donc de préférence en externe pour les soins de la peau et pour leur action antiœdème (en cas d'entorse, de foulure…).



L'**illite verte** est la plus courante. Elle convient particulièrement aux cataplasmes et aux soins des peaux mixtes à tendance grasse.

On trouve aussi de l'**illite rouge**, plus riche en oxyde de fer. Grâce à ses propriétés reminéralisantes, elle est parfaite pour les peaux irritées, réactives, fatiguées et ternes. Elle illumine la peau, l'adoucit et la purifie.

L'**illite jaune**, elle, affiche une bonne teneur en oxyde de fer et en magnésie. Elle peut être employée pour les peaux normales à grasses, plutôt sensibles, ainsi que pour les cheveux normaux et fragiles. Elle a des vertus à la fois tonifiantes et calmantes (sur la douleur).

## Les argiles kaolinites (ou kaolin)

Le kaolin est une argile douce et blanche très prisée pour ses pouvoirs antibactériens et cicatrisants. On l'utilise en bains de bouche, pour purifier la cavité buccale et fortifier les gencives, en gargarismes contre les maux de gorge. Elle est également idéale pour traiter certains troubles d'ordre digestif (ballonnements, maux d'estomac, constipation, intoxication alimentaire…). On l'emploie également en externe dans les masques de beauté : elle est notamment parfaitement indiquée dans les soins pour les peaux matures, fragiles et réactives, dans les masques capillaires pour revitaliser les cheveux secs et mous et dans les cataplasmes. On peut également utiliser cette argile pour remplacer le talc sur les fesses des bébés (voir p. 137).



### Le saviez-vous ?

Le mot « kaolinite » est dérivé du chinois *gão líng tŭ* signifiant « terre des collines hautes ». C'est le nom de la première carrière d'argile connue, située à Jingdezhen, dans le sud de la Chine. C'est là aussi qu'est née la porcelaine (produite à partir de kaolin), inventée par les Chinois il y a près de 2 000 ans. Depuis, d'autres carrières de kaolin ont été découvertes, notamment en France et en Angleterre.

## Les argiles attapulgites

Ce sont les plus absorbantes, mais les moins adsorbantes. On en trouve notamment en pharmacie sous forme de pansements digestifs, pour traiter les reflux gastriques, la constipation, la diarrhée… Elle est aussi très utilisée dans l'industrie pétrolière, ou pour fabriquer les litières pour les animaux. La terre de Sommières, terre de Carpentras ou terre à foulon (parce qu'on y foulait le linge) fait aussi partie de cette famille : c'est une argile aux propriétés détachantes redoutables ! (Voir p. 150.)

**Le saviez-vous ?**

L'argile attapulgite tire son nom de l'un de ses principaux gisements : la ville d'Attapulgus, en Géorgie (États-Unis).

**Les autres couleurs de l'argile…**

• **L'argile rose** est en fait un mélange d'argile blanche (kaolin) et d'argile rouge (illite). Très douce, elle convient particulièrement aux peaux sensibles et réactives ainsi qu'aux cheveux fragiles, secs et ternes. Elle peut aussi entrer dans la composition de dentifrices ou remplacer le talc sur les fesses des bébés.

• **L'argile violette,** elle, est obtenue par mélange de différents types d'argiles avec des pigments colorés. Elle n'est donc pas naturellement violette ! Elle est notamment utilisée dans la préparation de produits de maquillage maison (blush, ombres à paupières, poudres…).



# Ses différentes présentations

## L'argile « sèche » en poudre

L'argile se présente tout d'abord sous forme d'une poudre fine, généralement conditionnée en petits paquets de 200 ou 300 g dans les magasins bio et de produits naturels, dans les pharmacies et parapharmacies. On la trouve sous trois formes :

• **L'argile ultra-ventilée** présente les grains les plus fins. On l'utilise de préférence pour les dentifrices (afin de ne pas rayer l'émail des dents), les bains de bouche et les masques de beauté, notamment si vous avez la peau sensible.

- **L'argile surfine ou ventilée** a des grains un tout petit peu plus gros. Ses utilisations sont plus nombreuses : elle peut être employée pour les masques de beauté et capillaires, les petites applications locales (plaies, coupures…), les shampooings, la préparation de l'eau argileuse, le bain…
- **L'argile fine** est idéale pour les applications locales, pour préparer des compresses ou des cataplasmes sur des zones peu étendues (pour les cataplasmes plus étendus, on utilisera l'argile concassée).

## L'argile « sèche » en morceaux

Elle est généralement vendue en gros paquets de 3 kg ou plus, ou bien parfois en vrac. Elle peut être concassée (en morceaux plus ou moins gros) ou présentée sous forme de granules ou de billes, de taille plus petite. Il faut écraser ces morceaux avant de les diluer dans de l'eau.

**Pour quelles utilisations ?** Elle est pratique dans tous les cas où il vous faut utiliser une bonne dose d'argile, c'est-à-dire les cataplasmes.

**Bien conserver l'argile « sèche »**

Refermez bien le sachet après utilisation, et conservez l'argile dans un endroit sec à l'abri de l'humidité. Vérifiez que l'argile est bien sèche avant toute utilisation.

## L'argile « humide »



Elle se présente sous forme de pâte, en pot ou en tube. Nul besoin d'ajouter de l'eau : cette argile a déjà été humidifiée et elle est prête à l'emploi. Elle est idéale pour s'initier aux multiples possibilités d'utilisations de l'argile : cataplasmes, petites applications locales, masques de beauté... Sous cette forme, elle est plus pratique à utiliser : pas de récipient et de spatules à nettoyer ! Mais

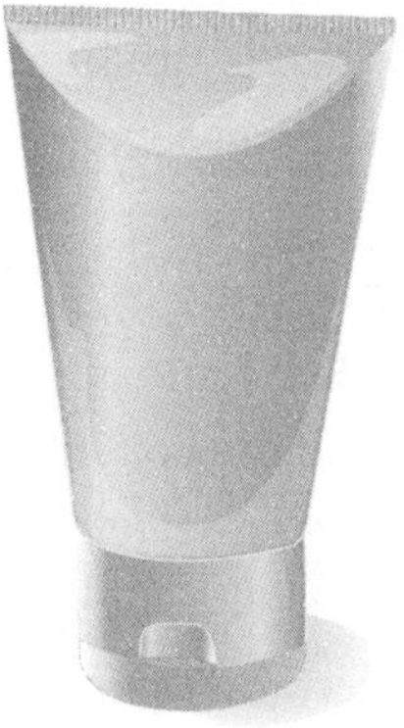

son prix est évidemment plus élevé. On peut donc la réserver aux soins S.O.S. (brûlures, bosses, plaies, petits boutons...), en soin de beauté quand on part en vacances, etc.

**À noter**

Dans les pharmacies, parapharmacies et magasins de produits naturels, on trouve également des cataplasmes prêts à l'emploi. Ils se présentent sous forme de fines bandelettes imbibées d'argile qu'il suffit de tremper dans l'eau avant d'appliquer sur la peau, à l'endroit choisi.



## L'argile en gélules, comprimés et sachets-dose

L'argile se vend également sous forme de **compléments alimentaires** dans les pharmacies, parapharmacies et magasins de produits naturels. Il s'agit le plus souvent d'argile verte montmorillonite, présentée en gélules ou en comprimés. Ses indications principales sont les ballonnements ainsi que les problèmes intestinaux et de digestion.

L'argile entre dans la composition **de nombreux médicaments** de médecine conventionnelle en vente en pharmacie. C'est le cas, par exemple, de certains pansements gastriques indiqués en cas de troubles digestifs (diarrhées, constipation, ballonnements, syndrome du côlon irritable...). Vous avez donc sûrement déjà pris de l'argile sous cette forme ! Sans citer de marque, mentionnons simplement qu'il s'agit de ces poudres blanchâtres ou grisâtres qu'il faut diluer dans de l'eau et qui ont un goût... argileux. Un indice : l'une des marques les plus connues tire d'ailleurs son nom du mot « smectite ».



## Les autres formes

On peut également trouver de l'argile **sous forme de dentifrices.** Ceux-ci ont de plus en plus de succès, notamment dans les rayons des magasins bio et de produits naturels et dans les pharmacies. Il faut dire que l'argile est excellente pour l'émail des dents, comme pour les gencives. Seul regret : ces dentifrices sont souvent assez chers (au moins deux à trois fois plus qu'un tube de dentifrice ordinaire). Mais, bonne nouvelle, on peut les fabriquer soi-même : voir nos recettes dans la partie « Ses applications beauté », rubrique *Dentifrice* (p. 116).

Aujourd'hui, on trouve également dans les rayons des grandes surfaces de nombreux

**produits estampillés « à l'argile »** : masques de beauté pour les peaux grasses, shampooings traitants pour les cheveux délicats, crèmes de jour… La plupart du temps, l'argile est présente en petite quantité. Parfois même, elle est associée à des produits chimiques, ce qui annule toute son efficacité ! Mieux vaut donc examiner attentivement les étiquettes avant d'acheter un produit à l'argile, et choisir celui qui en contient le plus. Mais retenez toujours que, pour profiter au maximum de tous les bienfaits de l'argile, il est préférable de l'utiliser sous sa forme pure et naturelle, c'est-à-dire brute, en préparant vous-même vos masques et shampooings. C'est facile (voir les multiples conseils et recettes dans la deuxième partie de ce guide), beaucoup plus économique et incomparablement plus efficace !



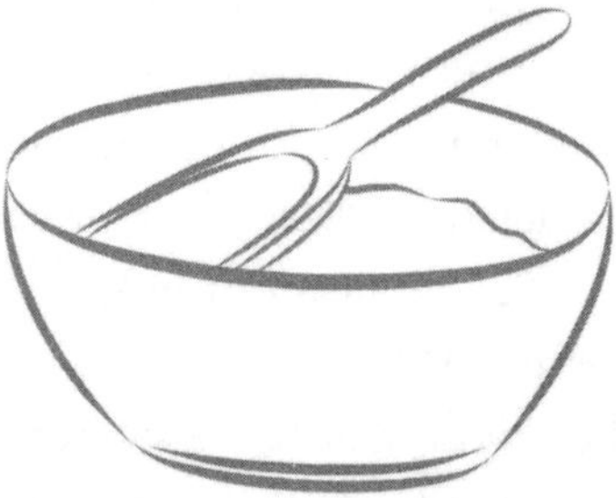

## Les critères de choix importants

On l'a vu : il existe de multiples sortes d'argile, et ce n'est pas seulement une question de couleur. Pas facile donc de déterminer l'argile qui convient à chacun. Retenez que toutes les argiles agissent de la même façon, même si chacune a des spécificités propres. L'idéal est donc de **commencer avec une argile montmorillonite verte,** qui est la plus polyvalente. Ensuite, vous pourrez en tester d'autres, afin de trouver celle qui vous correspond le mieux (et répétons-le : ce n'est pas qu'une question de couleur!). Fiez-vous d'abord à vous : l'argile efficace sur une certaine personne ne le sera pas forcément sur une autre.

Le plus important est de choisir une argile de qualité. Pour cela :

- Vérifiez bien qu'il s'agit d'une argile **pure,** c'est-à-dire sans aucun additif. Cela doit être indiqué sur l'étiquette sous cette forme : « 100 % pure et naturelle » ou « Argile (blanche, verte…) 100 % » ou « Montmorillonite 100 % », etc. En cas de doute, abstenez-vous!
- Assurez-vous également qu'il s'agit d'une argile **séchée au soleil,** et non au four électrique! Comment le savoir? En vous renseignant auprès

du fabricant ou, plus simple, en l'achetant dans un magasin spécialisé en produits naturels (qui est censé avoir fait cette vérification).

Dernier conseil : **pensez à comparer les prix !** Selon l'endroit où vous l'achetez (magasin de produits naturels, pharmacie, Internet…), vous constaterez parfois de très grosses différences de tarifs. Alors n'hésitez pas à vous renseigner avant l'achat.

CHAPITRE 3

# L'utilisation de l'argile en externe

C'est la façon la plus simple de profiter de tous les bienfaits de l'argile. En application directe sur la peau, dans le bain, en masque de beauté ou capillaire, en shampooing, en cataplasme… l'argile peut être utilisée de multiples façons, en fonction de la partie du corps que l'on souhaite traiter et du résultat désiré.

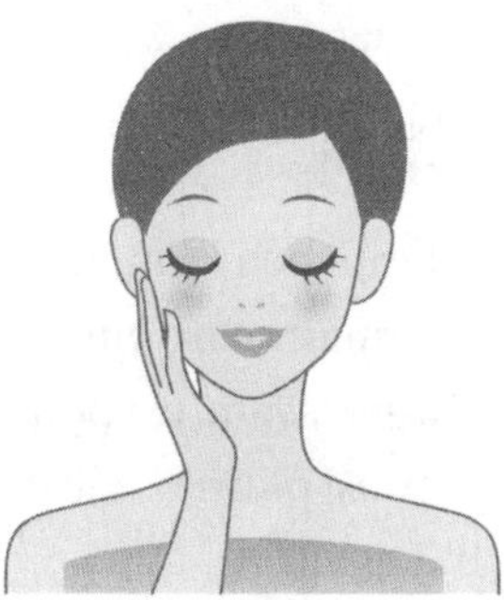

# La préparation de la pâte d'argile

## Mode d'emploi

Pour les masques, les cataplasmes, les applications locales… on utilise l'argile sous forme de pâte. Pour cela, il suffit de réhydrater l'argile sèche dans une certaine quantité d'eau, de manière à former une pâte souple et légèrement collante. La pâte d'argile peut aussi s'acheter toute prête, en pot ou en tube, mais il est bien plus économique de la préparer soi-même à partir d'argile en poudre ou en morceaux.

### Préparation de la pâte d'argile avec de l'argile en poudre (pour les masques, les petits cataplasmes, les applications locales) ou avec de l'argile en morceaux (pour les cataplasmes plus étendus)

1. Dans un récipient, versez 3 cuillères à soupe rases d'argile en poudre ou la quantité désirée de morceaux d'argile.
2. Ajoutez de l'eau peu minéralisée jusqu'à ce que l'argile soit quasiment entièrement recouverte. Chaque argile ayant un pouvoir d'absorption différent, vous pourrez ajuster ensuite les

proportions d'argile et d'eau. Sachez qu'il sera plus facile d'épaissir la préparation en ajoutant un peu d'argile sèche, plutôt que de la rendre plus souple en ajoutant de l'eau.
3. Ne remuez pas la préparation. Laissez-la reposer avant utilisation sans y toucher, au minimum 1 heure ou, de préférence, plusieurs heures (voire toute une nuit). C'est encore mieux si vous la laissez au soleil ou non loin d'une source de chaleur (radiateur par exemple). Pensez également à recouvrir le récipient d'une gaze afin d'éviter que des impuretés ne tombent dans la préparation.
4. L'argile est prête à être utilisée : la pâte doit être homogène, lisse, suffisamment épaisse pour ne pas couler, et suffisamment souple pour bien adhérer à la peau.

**Le conseil en + :** après avoir versé l'argile sèche dans le récipient, égalisez la surface. Le mélange avec l'eau se fera ainsi plus facilement.



### À noter

Vous pouvez préparer plus de pâte d'argile que nécessaire : elle se conserve sans problème pendant plusieurs jours.

## Les précautions à prendre

- Attention au choix de vos ustensiles. Le mélange eau + argile doit être fait dans un récipient en porcelaine, en céramique, en émail, en terre, en bois, en verre (solide !) ou en acier inoxydable de bonne qualité. **Ne mettez jamais l'argile en contact avec un métal oxydable.** Évitez également, dans la mesure du possible, toutes les matières plastiques. Idem pour mélanger la préparation : utilisez une spatule en bois. Bannissez l'utilisation d'ustensiles en métal et en plastique car l'argile perdrait tous ces bienfaits !
- Avant utilisation, **veillez à ce que l'argile soit bien sèche.** Si nécessaire (et si possible !), faites-la sécher au soleil.
- **Ne chauffez pas trop la pâte d'argile**, sinon elle perd ses propriétés : pas de four ou de micro-ondes donc ! Pour la réchauffer, mieux vaut utiliser un bain-marie très doux. Ou, mieux encore, si le temps le permet, la faire tiédir au soleil.
- **Certaines argiles absorbent plus que d'autres.** Lors de la préparation, il sera peut-être nécessaire d'adapter les quantités d'eau et d'argile pour obtenir une pâte ni trop liquide ni trop dure.

### Quelle eau utiliser ?

Que l'argile soit utilisée en interne ou en externe, le choix de l'eau est important. Il est préférable d'opter pour une eau peu minéralisée (voire déminéralisée) et non chlorée. On optera donc pour les eaux suivantes : Mont Roucous, Rosée de la reine, Montcalm, Évian ou Volvic.

Pour optimiser les effets de l'argile, vous pouvez ajouter à votre eau :

- 2 cuillères à café de sel gris de mer* (non raffiné) par litre d'eau,
- ou 20 g de chlorure de magnésium** (en poudre ou, mieux, sous forme de nigari) par litre d'eau.



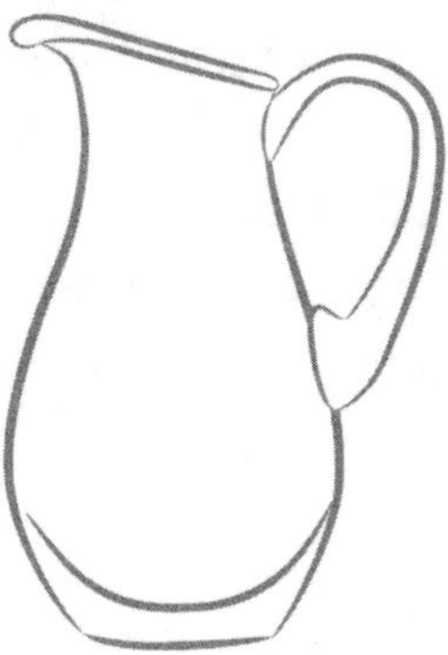

* À lire pour connaître les bienfaits de cet ingrédient : *Le sel malin* du même auteur, Leduc.s. Éditions.

** À lire pour connaître les bienfaits de cet ingrédient : *Le chlorure de magnésium malin*, du même auteur, Leduc.s. Éditions.

## Ses principales utilisations

### L'application locale

**Le mode d'emploi :** on saupoudre directement la zone à traiter d'argile en poudre, ou on applique une noisette d'argile en pâte (maison ou prête à l'emploi) et on laisse sécher à l'air libre ou on recouvre d'un pansement ou d'une compresse.



**Pour quelles indications?** Pour les petits bobos, les problèmes de peau (boutons d'acné, verrue...), les coups de soleil peu étendus, sur les fesses des bébés pour remplacer le talc (on utilisera dans ce dernier cas de l'argile sèche en poudre et non sous forme de pâte).

**Quelle argile utiliser?** De l'argile fine, de préférence une argile illite, plus absorbante. Mais l'argile montmorillonite ou le kaolin font aussi parfaitement l'affaire. Pour les peaux sensibles et délicates, comme les fesses de bébé, optez pour le kaolin.

### Les cataplasmes

**Le mode d'emploi :** préparez une pâte d'argile assez ferme avec de l'eau tiède. Puis, à l'aide d'une spatule en bois, étalez-la sur un linge en coton sans trop tasser, sur une surface un peu plus grande que la zone à traiter. Appliquez le linge sur la zone concernée : l'argile doit être en contact avec la peau. Puis maintenez le tout en place grâce à un bandage, sans trop serrer. Laissez poser (le temps de pose dépend des applications) avant d'ôter le cataplasme : normalement, l'argile doit avoir commencé à sécher, le cataplasme s'enlève donc facilement. Si nécessaire, faites couler un peu d'eau pour le détacher plus facilement. Rincez ensuite la peau à l'eau tiède, sans ajout de savon ou d'un autre produit.



**Le conseil en + :** commencez par des cataplasmes peu épais (0,5 cm environ) puis augmentez progressivement leur épaisseur (2 cm maximum). Augmentez également progressivement la durée d'application si vous supportez bien les cataplasmes.

**Pour quelles indications?** Les cataplasmes d'argile servent soit à décongestionner ou combattre une inflammation, soit à revitaliser un organe. Ils sont donc indiqués en cas d'arthrose, de maux de gorge, d'asthme, de brûlure, d'entorse, de maux d'estomac, de problèmes de foie…

**Quelle argile utiliser?** La pâte d'argile se prépare à base d'argile sèche en morceaux, voire d'argile fine (pour les cataplasmes peu étendus). Optez pour une argile illite ou montmorillonite, au choix. Vous pouvez également utiliser des bandes pour cataplasme prêtes à l'emploi : il suffit de les tremper brièvement dans l'eau avant de les poser à l'endroit choisi.

**Variante :** vous pouvez également utiliser l'argile sous forme de compresses. À la place d'une pâte épaisse, on prépare une crème d'argile plus liquide dans laquelle on trempe la compresse ou le linge avant de l'appliquer sur la peau. On enveloppe ensuite avec un linge sec que l'on fixe à l'aide d'une épingle, d'une bande… Idéal, par exemple, pour les coups de soleil, les petits bobos, les lésions infectées… ou simplement si vous essayez l'argile pour la première fois (lors de la première application, le cataplasme peut en effet provoquer une forte réaction de l'organisme).

## Cataplasmes : les 10 règles à respecter

L'utilisation de l'argile en externe est très simple et bien tolérée : il n'existe aucune contre-indication majeure. Pour profiter au mieux de son efficacité lors des cataplasmes, il faut toutefois suivre à la lettre ces recommandations.

1. Pour les « supports » des cataplasmes, utilisez toujours des tissus en fibres naturelles (coton, lin...), et non des tissus synthétiques ou des matières plastiques.

2. N'appliquez jamais d'argile sur le ventre ou les reins pendant la digestion : veillez à ce qu'il y ait au moins 2 heures de délai avant ou après un repas. Idem lors des règles : n'appliquez jamais de cataplasmes sur le bas-ventre pendant ces jours-là.

3. Selon les utilisations, le cataplasme d'argile peut être appliqué froid ou chaud.

– Le cataplasme sera appliqué froid sur une zone « chaude » (comme le bas-ventre), fiévreuse, enflammée, congestionnée... Quand le cataplasme tiédit, c'est signe que l'argile agit. Enlevez-le quand il devient très chaud. S'il reste froid, cela signifie que le traitement est inefficace : il ne vous reste qu'à ôter le cataplasme.

– Au contraire, le cataplasme est appliqué tiède ou chaud sur une zone « froide » comme une fracture. Enlevez-le quand il devient froid.

→

4. Si vous ressentez une gêne ou une sensation désagréable à l'endroit où le cataplasme est posé, enlevez-le.

5. N'appliquez pas plusieurs cataplasmes sur des organes importants en même temps (foie, rein...).

6. Sur les parties pileuses, ajoutez une mince couche de gaze entre la peau et le cataplasme d'argile. Sinon gare à l'épilation naturelle lorsqu'il faudra retirer l'argile !

7. Ne laissez jamais sécher complètement l'argile, qu'il s'agisse d'un masque ou d'un cataplasme. Humidifiez-la régulièrement ou renouvelez les applications si nécessaire.

8. Ne réutilisez jamais une argile qui a déjà servi : elle a absorbé plein de toxines. Il faut donc toujours la jeter à la poubelle après utilisation. En revanche, vous pouvez laver les linges qui ont servi à la pose du cataplasme.

9. Un traitement à l'argile n'est efficace que s'il est poursuivi jusqu'à guérison : ne l'interrompez pas en plein milieu du processus.

10. Sachez enfin que, au début d'un traitement à l'argile (notamment pour les cataplasmes), vous pouvez constater une aggravation des symptômes. Rassurez-vous : c'est tout à fait normal. C'est même le signe que l'argile agit, car elle draine toutes les toxines alentour. Soyez patient !

## Les masques de beauté

**Le mode d'emploi :** préparez une pâte d'argile (ou utilisez une pâte déjà prête) et appliquez-la en couche épaisse sur une peau propre et légèrement humidifiée, en évitant le contour des yeux. Laissez poser entre 10 et 20 minutes. L'argile ne doit pas sécher complètement : réhumidifiez si besoin. Rincez à l'eau tiède, puis à l'eau froide. Vous pouvez ensuite passer sur votre peau un coton imbibé d'eau florale (en vente dans les boutiques bio, sur les sites spécialisés, certaines grandes surfaces) et/ou appliquer une crème hydratante. Renouvelez cette opération une fois par semaine.



**Le conseil en + :** confectionnez-vous un masque sur mesure en ajoutant dans la pâte d'argile des ingrédients adaptés à votre type de peau. Eau florale, jus de concombre ou de citron, huile essentielle… les possibilités sont très nombreuses. (Voir les recettes de masques p. 122.)

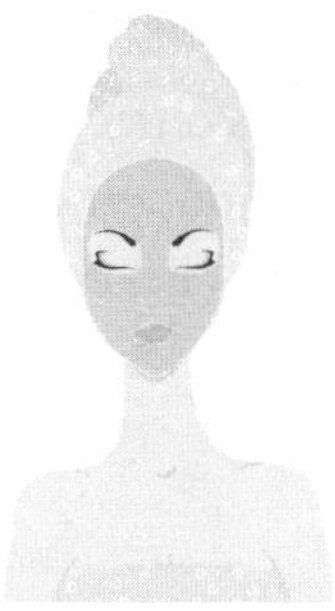

**Pour quelles indications?** Pour purifier ou adoucir la peau, lui redonner de l'éclat, réveiller un teint fatigué, pour atténuer la couperose ou les rides…

**Quelle argile utiliser?** Le ghassoul est parfaitement indiqué pour cette utilisation, surtout si vous avez une peau à tendance grasse. En cas de peau sèche, préférez le kaolin. Vous pouvez également opter pour une argile montmorillonite : verte pour les peaux normales à grasses, blanche ou rouge pour les peaux sèches, jaune ou rose pour les peaux sensibles ou irritées.



## Les masques capillaires

**Le mode d'emploi :** préparez une pâte d'argile (ou utilisez une pâte déjà prête) et appliquez-la en couche épaisse sur vos cheveux humides et le cuir chevelu. Massez légèrement et laissez poser 10 minutes. Rincez et procédez ensuite au shampooing. À renouveler une fois par semaine.

**Le conseil en + :** confectionnez-vous un masque sur mesure en ajoutant des ingrédients adaptés à votre type de cheveux (eau florale, huile essentielle…). (Voir les recettes de masques p. 127.)

**Pour quelles indications?** Pour réguler la production de sébum, assainir la chevelure, éliminer les pellicules, donner de la brillance aux cheveux, apporter du gonflant et du volume…

**Quelle argile utiliser?** Illite et montmorillonite sont parfaitement indiquées. À vous de choisir la couleur de votre argile en fonction de votre type de cheveux : verte pour les cheveux normaux à gras, blanche pour les cheveux normaux à secs, rose pour les cheveux fragiles…



## Les bains

**Le mode d'emploi :** il suffit d'ajouter 3 à 4 cuillères à soupe d'argile dans l'eau du bain à 37 °C, et d'y rester 15 à 20 minutes. Puis, sans vous rincer, enveloppez-vous d'un peignoir et allongez-vous pendant une trentaine de minutes et détendez-vous. Ensuite, rincez-vous abondamment à l'eau tiède et terminez par un jet d'eau froide pour « réveiller » l'organisme. Si le temps vous manque, zappez l'étape détente et passez directement au rinçage.

**Le conseil en + :** on peut également ajouter dans l'eau du bain, selon le symptôme à traiter, des huiles essentielles, du sel, du chlorure de magnésium, des algues, du miel, du lait… (Voir les recettes de bains p. 109.)

**Pour quelles indications?** Les bains d'argile ont de multiples atouts. Sur la peau, ils ont des vertus adoucissantes et purifiantes. Ils sont également parfaitement indiqués en cas de fatigue ou de stress, de rhumatismes… ou tout simplement pour se détendre!



**Quelle argile utiliser?** Une argile surfine. La montmorillonite verte est parfaitement indiquée pour ses bienfaits reminéralisants (en cas de fatigue, de stress…). Pour les problèmes de peau, vous pouvez opter pour l'illite : verte si vous avez la peau grasse, blanche ou rouge si vous avez la peau sèche, jaune ou rose si vous avez la peau fragile.

**Variante :** le bain de pieds (ou d'avant-bras!) est également excellent pour la circulation sanguine, pour lutter contre la fatigue, pour se déstresser… Et si vous pratiquiez, comme au temps des Romains, le bain alternatif? Pour cela, rien de plus simple. Dans une première bassine, versez de l'eau chaude et 1 à 2 cuillères à soupe d'argile. Remplissez une deuxième bassine d'eau bien froide. Plongez vos jambes (idéalement jusqu'aux genoux) dans le premier bain 2 à 3 minutes, mettez-les ensuite dans l'autre bain pendant 1 minute, et renouvelez l'opération : bain chaud puis bain froid. Terminez par le bain froid, puis séchez-vous soigneusement.

### Une petite cure de boue ?

De nombreuses stations thermales françaises sont réputées pour leurs cures à base de boue thermale, notamment Aix-les-Bains (en Savoie), Balaruc-les-Bains (dans l'Hérault), Dax (dans les Landes) ou encore Saint-Amand-les-Eaux (dans le Nord). Au programme : enveloppements d'argile chaude, bains de boue, cataplasmes... Ces cures sont indiquées dans les affections rhumatismales et articulaires, les problèmes de circulation sanguine...

On peut reproduire ces bains de boue d'argile à la maison, en diluant 2 kg d'argile dans l'eau du bain. Attention toutefois : pas question de faire cette opération dans la baignoire de votre salle de bains, sinon vous risquez de boucher les canalisations. L'idéal est d'avoir un baquet ou une baignoire réservée à cet usage. Un luxe quoi !

## Les bains de bouche et les gargarismes

**Le mode d'emploi :** diluez 1 cuillère à café d'argile blanche surfine dans un verre d'eau tiède ou froide. Utilisez la préparation pour vous rincer la bouche après le lavage des dents ou faire un gargarisme (en cas de mal de gorge, par exemple).

**Pour quelles indications ?** Tous les petits problèmes de bouche (carie, aphte, gingivite…), les maux de gorge…



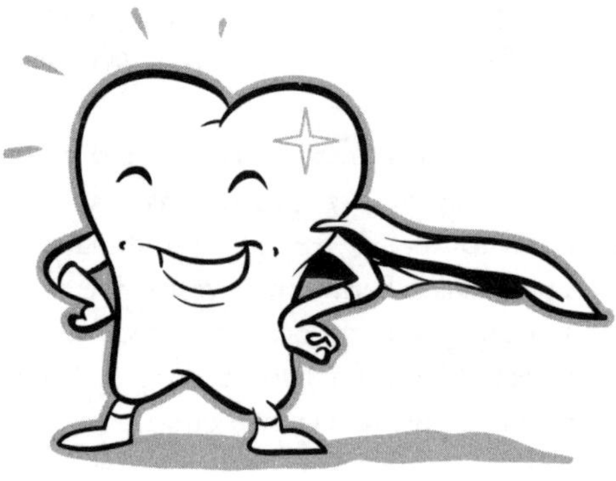

## CHAPITRE 4

# L'utilisation de l'argile en interne

L'argile peut être utilisée en interne par voie générale : dans ce cas, on l'absorbe diluée dans un verre d'eau. Les indications des cures d'argile en interne sont très nombreuses mais attention, cette utilisation demande de nombreuses précautions car elle n'est pas adaptée à tout le monde (voir p. 60). De plus, il est recommandé de ne pas prendre d'argile par voie interne quand on suit un traitement médical quel qu'il soit, même homéopathique. Ces précautions doivent être respectées à la lettre.

## La préparation de l'eau d'argile et de l'eau argileuse

En interne, on utilise l'argile sous forme liquide : l'eau d'argile, aussi appelée eau argileuse (voir la différence en haut de la page suivante) ou parfois lait d'argile. Contrairement à ce que l'on pourrait penser de prime abord, l'eau d'argile n'a pas un goût désagréable ! Pour la préparer, il faut utiliser une argile surfine ou ultra-ventilée en poudre. Laquelle choisir ? La montmorillonite verte est la plus polyvalente. Mais, s'il s'agit de votre première cure, commencez par une argile blanche ou kaolin, plus douce et souvent mieux tolérée.

### Mode d'emploi

1. Versez 1 à 2 cuillères à café d'argile en poudre dans un verre d'eau peu minéralisée et mélangez à l'aide d'une cuillère ou d'une spatule en bois (surtout pas en métal).
2. Si possible, laissez reposer le mélange pendant quelques heures (de préférence au soleil) ou toute une nuit.
3. Il existe ensuite deux façons de boire la préparation :

• On ne boit que l'eau en surface, et on laisse l'argile déposée dans le fond du verre : on parle alors de l'eau d'argile.
• On mélange à nouveau et on boit le tout (eau + argile) : on parle alors d'eau argileuse.

## De l'argile en comprimés ou en « bonbons »

Vous pouvez bénéficier de tous les bienfaits de l'argile simplement en suçant des petits morceaux d'argile naturelle grossièrement concassée. L'argile existe également sous forme de gélules ou de comprimés à sucer ou à avaler. Ceux-ci sont en vente dans les pharmacies, parapharmacies et magasins de produits naturels, mais on peut aussi les fabriquer soi-même. Il suffit pour cela de préparer une pâte d'argile ferme (voir p. 40) avec de l'eau ou une infusion (menthe par exemple), d'y ajouter un peu de miel (facultatif) et de rouler la pâte en boulettes. Laissez-les sécher quelques heures, au soleil de préférence. Vous pourrez ensuite avaler ces boulettes ou les sucer comme des bonbons.

### Les précautions à prendre

- Pour préparer votre lait d'argile, utilisez toujours **une eau peu minéralisée.** (Voir nos conseils sur le choix de l'eau, p. 43.)
- Veillez à ce que l'argile soit bien **sèche.** Si nécessaire (et si possible), faites-la sécher au soleil avant utilisation.
- Pour préparer votre mélange, utilisez **un récipient en verre épais, en porcelaine ou en bois,** jamais en métal oxydable (l'argile perdrait tous ses bienfaits). Idem pour les ustensiles. Évitez également le plastique.

## La cure d'argile en pratique

### Posologie et indications

**La bonne dose :** une fois par jour, un verre d'eau additionné de 1 à 2 cuillères à café d'argile ou ½ cuillère à café pour les enfants de moins de 10 ans. Au début, buvez uniquement l'eau en surface (eau d'argile), puis augmentez progressivement la teneur en argile en mélangeant plus ou moins la préparation. Dans certains cas, on peut augmenter la dose à deux ou trois verres par jour (affections intestinales par exemple).

**Le bon moment :** le matin au réveil ou le soir, toujours au moins 1 heure avant le repas.

**La bonne durée :** commencez par une cure de 3 semaines (à raison de 6 jours sur 7) puis faites une pause de 1 semaine. En fonction des résultats ressentis, refaites une nouvelle cure immédiatement ou attendez un peu. À vous d'être à l'écoute de votre corps !

**Les bonnes raisons** de suivre une cure d'argile par voie interne sont nombreuses : fatigue, état dépressif, gastro-entérite, problème de peau… L'avantage de l'argile : elle traite non seulement le problème précis pour lequel vous en prenez, mais rééquilibre aussi les autres organes en jouant un rôle de catalyseur et en drainant toutes les toxines.

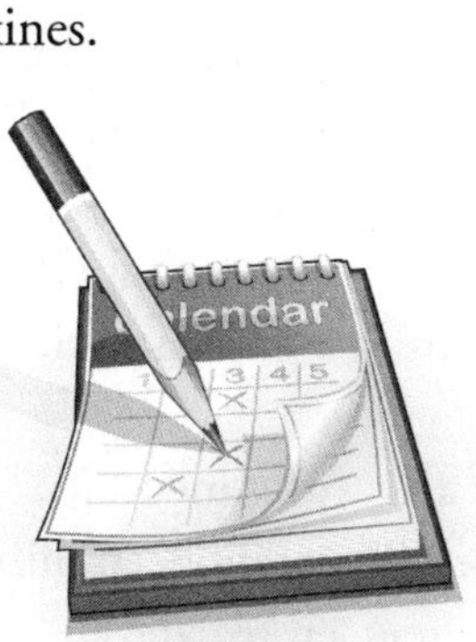

## Contre-indications et effets indésirables

La prise d'argile par voie interne nécessite de prendre certaines précautions. Ainsi, elle est **déconseillée formellement** aux personnes :

- qui suivent un traitement médicamenteux, qu'il soit allopathique (médecine conventionnelle) ou homéopathique. La prise d'argile peut dans ce cas perturber le traitement ;
- qui ont déjà eu une/des occlusions intestinales ;
- qui ont une hernie abdominale ;
- qui souffrent de constipation chronique ou ont tendance à être constipées ;
- qui ont une alimentation déséquilibrée, riche en graisses ;
- qui ont pris récemment de l'huile de paraffine pour traiter une constipation (une aberration quand on sait qu'il s'agit d'un dérivé de pétrole !).

Dans tous les autres cas, si vous envisagez de suivre une cure d'argile par voie interne, il est conseillé de :

- en parler avec votre médecin ;
- avoir une alimentation équilibrée, riche en fruits et légumes et pauvre en graisses (huile, beurre, charcuteries…).

Les effets indésirables de la cure d'argile sont peu nombreux. En début de traitement, une légère constipation peut survenir : il suffira alors de diminuer la dose d'eau argileuse prise, ou de ne boire que l'eau d'argile en surface (sans mélanger la préparation au préalable).

PARTIE 2

# Applications pratiques

CHAPITRE I

# Ses applications santé

Antibactérienne, cicatrisante, anti-inflammatoire, adoucissante, reminéralisante, absorbante… l'argile a de multiples vertus bien utiles au quotidien pour soigner de nombreux maux : mal de gorge, abcès dentaire, crampes d'estomac, rhumatismes… Son point fort : elle cible le mal et stimule l'organe déficient. Mais elle ne se contente pas de combler les carences : elle contribue au rétablissement de la fonction défaillante et permet ainsi à l'organisme d'utiliser ses propres ressources pour combattre le mal.

Les argiles les plus utilisées dans ce cas sont la montmorillonite et l'illite. Pour chacune des utilisations suivantes, vous découvrirez l'argile la plus indiquée. Mais sachez que l'argile verte montmorillonite est la plus polyvalente : elle peut donc être employée dans tous les cas.

L'argile sera utilisée en cataplasmes, en compresses, dans le bain, par voie interne… Reportez-vous aux explications p. 39 à 54 pour le mode d'emploi.



## Abcès

L'intérêt de l'argile est qu'elle absorbe le pus et les impuretés de manière rapide et efficace, accélérant ainsi la guérison. Attention : au début du traitement, vous aurez peut-être l'impression que votre lésion s'aggrave. Rassurez-vous, c'est normal, c'est le signe que l'argile agit !

### En pratique

Appliquez sur l'abcès **un cataplasme froid d'argile illite verte**, à changer dès qu'il commence à devenir chaud. Renouvelez l'application jusqu'à guérison complète.

# Abcès dentaire, carie

Vous souffrez le martyre? En attendant votre rendez-vous chez le dentiste (indispensable!), vous pouvez soulager la douleur grâce à l'argile verte, en bain de bouche ou en cataplasme.

## En pratique



- Versez 1 **cuillère à café d'argile verte montmorillonite** dans un verre d'eau, et faites un bain de bouche en laissant la solution en bouche quelques minutes. Recrachez et rincez-vous la bouche. À renouveler autant de fois que nécessaire.
- Dans la préparation précédente, vous pouvez ajouter 1 **goutte d'huile essentielle de girofle**, aux vertus légèrement anesthésiantes.
- Vous pouvez également sucer **un petit morceau d'argile concassée.**
- Si la douleur est vraiment intense, appliquez **un cataplasme d'argile verte froide** sur votre joue. Laissez-le en place 1 heure minimum.

# Acné

L'acné est une inflammation de la peau, fréquente à l'adolescence, mais qui peut aussi concerner les adultes. Pour en venir à bout, rien ne sert d'agresser la peau : il est préférable d'utiliser des soins adaptés comme l'argile. Grâce à ses propriétés antiseptiques et cicatrisantes, elle va purifier la peau et accélérer la guérison.

## En pratique

- Deux fois par semaine, faites **un masque d'argile verte ou blanche** (voir *Masque de beauté*, p. 122). Laissez poser 15 à 20 minutes, rincez à l'eau tiède, puis froide. Vous pouvez aussi utiliser de l'argile en tube, prête à l'emploi.
- Sur les lésions ou des boutons infectés, appliquez une **noisette d'argile humidifiée** avec un peu d'eau ou de pâte d'argile en tube. Vous pouvez éventuellement ajouter 1 goutte d'huile essentielle d'arbre à thé ou de lavande fine. Laissez poser toute la nuit.

**Le conseil en + :** si vous avez une peau à tendance grasse, utilisez l'argile verte. Préférez l'argile blanche si vous avez la peau sensible.

# Aphte, gingivite…

Contre tous les petits maux de bouche, l'argile est particulièrement recommandée pour son action apaisante, antiseptique et antibactérienne. Elle nettoie les dents et élimine les impuretés, limitant ainsi les infections. De plus, elle fortifie les gencives, ce qui est bien utile en cas de gingivite (inflammation des gencives), pour lutter contre le déchaussement.



## En pratique

- Versez **1 cuillère à café d'argile verte montmorillonite** dans un verre d'eau tiède et faites un bain de bouche en laissant la solution en bouche quelques minutes. Recrachez et rincez-vous la bouche. À pratiquer une fois par jour.
- Vous pouvez ajouter dans la préparation précédente **½ cuillère à café de sel marin non raffiné**. Veillez à ce que le sel soit bien dissous avant d'utiliser la préparation.
- Vous pouvez également sucer **un petit morceau d'argile**.

## Bouton de fièvre, herpès labial

Les boutons de fièvre se manifestent par l'apparition sur les lèvres de petites vésicules qui démangent et picotent. Ils sont dus à un virus qui se réactive sous l'influence de différents facteurs : affaiblissement du système immunitaire, stress, fièvre, soleil, froid, etc. Le virus de l'herpès ne disparaît jamais totalement de l'organisme, mais on peut traiter ses manifestations. L'argile permet ainsi d'accélérer la guérison des lésions et de soulager la douleur.



### En pratique

- Dans un petit récipient, versez ½ **cuillère à soupe d'argile en poudre** et ajoutez un peu d'eau, jusqu'à obtenir une pâte homogène et épaisse. Appliquez la pâte sur la zone concernée, et laissez poser une trentaine de minutes. Rincez soigneusement à l'eau.
- Vous pouvez aussi utiliser **une noisette de pâte d'argile** déjà prête à l'emploi.

# Bronchite

C'est une inflammation des bronches, le plus souvent d'origine virale. Elle commence la plupart du temps par un rhume, une grippe ou un simple refroidissement qui dégénère à cause d'une surinfection. L'idéal est donc d'agir au plus vite (voir *Rhume*, p. 99), avant l'apparition de la bronchite afin d'enrayer l'inflammation. Une fois celle-ci installée, l'argile peut aider à la soigner efficacement.



## En pratique

- Faites des **cataplasmes d'argile verte** sur la poitrine, que vous laisserez en place 1 ou 2 heures. Les cataplasmes peuvent être tièdes, ou froids si vous ne les supportez pas tièdes.
- En alternance, posez des **cataplasmes d'argile verte** dans le dos, de chaque côté de la colonne vertébrale.

# Brûlure

Vous avez posé votre main sur la semelle chaude du fer à repasser ? N'attendez pas pour vous soigner ! L'argile verte calme très rapidement la douleur. De plus, elle empêche l'infection et l'apparition de cloques, et accélère le processus de cicatrisation. Comme il faut réagir très vite, il est plus pratique d'utiliser de l'argile prête à l'emploi, sous forme de pâte ou de cataplasme déjà prêt.



## En pratique

- Saupoudrez immédiatement la brûlure d'**argile verte surfine** (montmorillonite ou illite). Laissez reposer quelques minutes.
- Vous pouvez ensuite appliquer par-dessus **un cataplasme d'argile verte froide** (avec, éventuellement, une gaze entre la brûlure et l'argile pour protéger la peau). Renouvelez-le plusieurs fois jusqu'à ce que la douleur disparaisse.
- Si vous préparez vous-même votre **pâte d'argile**, et que la brûlure est localisée à un doigt, plongez-le directement dans le récipient pendant au moins 30 minutes. Pas très pratique… mais super-efficace !

• Autre solution : appliquer **une noisette de pâte d'argile** en tube sur la plaie, et la maintenir en place à l'aide d'une compresse et d'un sparadrap.

**Le conseil en + :** si la brûlure est très étendue ou touche le visage, il sera nécessaire de consulter rapidement un médecin.



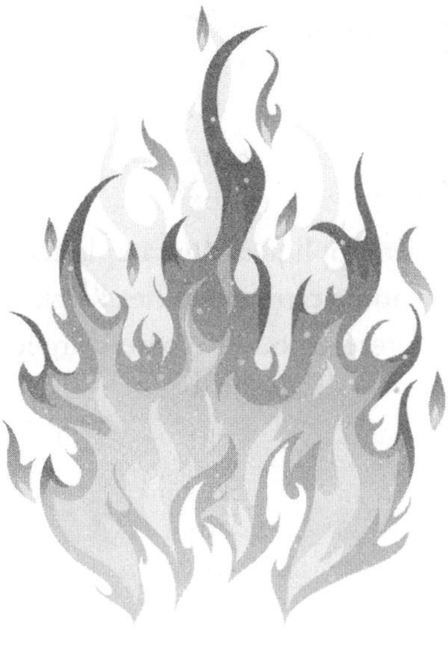

## Cicatrice

Depuis l'Antiquité, on utilise l'argile pour favoriser la cicatrisation. Elle agit en piégeant tous les indésirables qui pourraient retarder le processus : gaz, eau et toxines. Aujourd'hui encore, dans certains hôpitaux, cette propriété est utilisée, notamment lors de suites opératoires. Des médecins recommandent également à leurs patients d'utiliser ce bon vieux remède de grand-mère facile et efficace… à condition d'être patient ! Il faut en effet être persévérant et renouveler l'application des cataplasmes quotidiennement. Mais ça marche aussi sur des cicatrices anciennes…



### En pratique

Chaque soir, appliquez **un cataplasme d'argile verte** sur votre cicatrice. Utilisez l'argile verte en poudre à préparer ou une pâte d'argile prête à l'emploi.

# Cor, durillon

À force de porter notre poids et d'être enfermés toute la journée, les pieds souffrent. Résultat : des callosités apparaissent sur les endroits de pression (les durillons), le dessus du petit orteil et le bord externe du pied (les cors). Douloureux, ils peuvent gêner la marche. Pour les éviter, il faut accorder à nos pieds des soins particuliers. En cataplasme, l'argile va ramollir les callosités et faciliter leur élimination.



## En pratique

- **Sur un cor** : le soir, préparez **un cataplasme d'argile**, et laissez-le en place toute la nuit. Renouvelez pendant plusieurs jours. Cela sera ensuite plus facile de le limer.
- **Sur les durillons** : faites régulièrement **des cataplasmes d'argile**, ils permettront de les éliminer plus facilement.

**Le conseil en +** : pour éviter la réapparition des callosités dues aux frottements, portez des chaussures plus larges et plus souples. Attention aussi aux talons trop hauts !

## Constipation

Pas question d'utiliser l'argile par voie interne dans ce cas, car l'argile est plutôt indiquée pour lutter contre les diarrhées. Même si certains ouvrages la conseillent, il est préférable de s'abstenir car il existe des risques d'occlusion intestinale. En revanche, en bain ou en cataplasme, elle peut aider à « débloquer » la situation, associée à une alimentation riche en fibres et à une bonne hydratation.



### En pratique

- Versez **2 à 3 cuillères à soupe d'argile surfine** dans l'eau du bain. Restez-y une quinzaine de minutes, et renouvelez chaque jour si nécessaire.
- Vous pouvez également poser **un cataplasme froid d'argile** sur l'abdomen, idéalement deux fois par jour pendant 1 ou 2 heures. À ne pas faire pendant la digestion.

## Coup, bosse

L'argile est bien utile dans tous les petits accidents de la vie courante. Pratique et efficace, elle apaise la douleur et résorbe rapidement le bleu. À appliquer immédiatement pour plus d'efficacité ! En soin S.O.S., utilisez une argile en tube, déjà prête à l'emploi. Vous pouvez aussi bien sûr préparer vous-même votre pâte d'argile.



### En pratique

- Appliquez sur la partie concernée **un cataplasme d'argile froide**. Gardez-le en place à l'aide d'un pansement ou d'un bandage environ 1 ou 2 heures, moins si l'argile devient chaude. Renouvelez jusqu'à disparition totale de la douleur.
- Vous pouvez également appliquer **des compresses d'argile**, à laisser poser quelques heures.

## Coup de soleil

L'argile étant efficace sur les brûlures, elle l'est tout autant sur les coups de soleil, qui ne sont rien d'autre que… des brûlures ! Appliquée immédiatement, elle apaise la sensation de douleur, élimine les cellules détruites et favorise la reconstitution cellulaire.



### En pratique

- Appliquez sur la zone concernée **des cataplasmes d'argile verte froide.** Renouvelez toutes les deux heures.
- **Les compresses d'argile** sont également efficaces.

# Coupure, écorchure

Ses propriétés bactéricides font de l'argile un excellent désinfectant. Elle forme également un très bon pansement naturel : elle absorbe les impuretés, protège la peau et favorise la cicatrisation.



## En pratique

- Délayez **1 à 2 cuillères à café d'argile** dans un verre d'eau, puis lavez la plaie à l'aide de cette eau. Rincez ensuite à l'eau claire.
- Certaines argiles ont des propriétés hémostatiques : elles stoppent le saignement. Pour cela, saupoudrez la plaie **d'un peu de kaolin** ou **d'argile attapulgite.**
- Vous pouvez également appliquer sur la plaie **un cataplasme d'argile verte**, à renouveler si nécessaire au bout de 2 heures.
- Autre solution : appliquer **une noix de pâte d'argile en tube** sur la plaie et maintenez-la en place à l'aide d'une compresse et d'un sparadrap.

**Le conseil en + :** dès que possible, laissez la plaie sécher à l'air libre pour favoriser la cicatrisation.

## Courbatures

Sport, manque d'échauffement, effort intense, grippe, vieillesse… les causes des courbatures sont nombreuses. Grâce à sa richesse en minéraux, l'argile est parfaitement indiquée ! À associer avec du gros sel de mer pour encore plus d'efficacité.



### En pratique

- Dans l'eau du bain, versez 4 **cuillères à soupe d'argile verte en poudre** + 4 cuillères à soupe de gros sel marin non raffiné. Restez dans votre bain une vingtaine de minutes.
- Vous pouvez également appliquer des **cataplasmes tièdes d'argile verte** sur la (les) zone(s) douloureuse(s). Laissez en place pendant 2 heures environ, et renouvelez le lendemain si nécessaire.

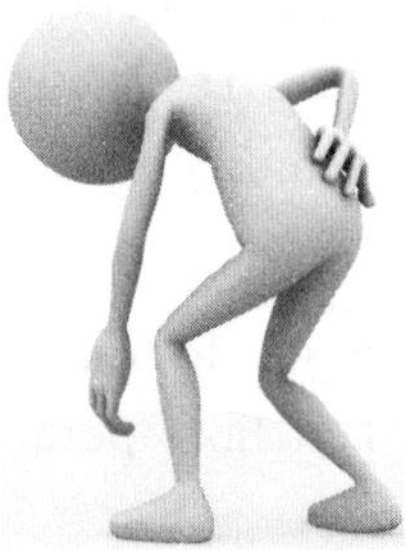

# Crampe musculaire

Ces contractions involontaires des muscles sont le plus souvent le signe d'un manque de minéraux. Dans ce cas, l'argile, appliquée sur les zones sujettes aux crampes, aide à soulager la douleur et à prévenir leur réapparition.

## En pratique



- Réalisez un **cataplasme d'argile verte** sur la partie douloureuse, et maintenez-le en place pendant au moins 2 heures. À renouveler dès que le besoin s'en fait sentir.
- Vous pouvez également prendre des bains enrichis en argile et gros sel. Dans l'eau du bain, versez **4 cuillères à soupe d'argile verte en poudre** + 4 cuillères à soupe de gros sel marin non raffiné. Restez dans votre bain une vingtaine de minutes.

## Cystite

C'est une inflammation de la vessie, le plus souvent d'origine bactérienne. Des antibiotiques, ainsi que des anti-inflammatoires, pourront vous être prescrits. Mais, pour soulager la douleur, souvent très intense, rien de tel que les cataplasmes à l'argile.



### En pratique

Appliquez **des cataplasmes d'argile chauds** sur la vessie, et laissez-les en place pendant 30 minutes à 2 heures. À faire deux à trois fois par jour, jusqu'à disparition des symptômes.

## Diarrhée

En cas de diarrhée, on prescrit souvent des médicaments à base d'argile. Grâce à son pouvoir absorbant, elle est en effet indiquée pour enrayer ces manifestations désagréables… Attention toutefois aux dosages, car il existe un risque d'occlusion intestinale si vous en prenez trop !

## En pratique

Diluez **2 cuillères à soupe rases d'argile blanche** dans un litre d'eau, mélangez et laissez reposer 2 heures. Sans remélanger la préparation, buvez deux à trois verres de l'eau de surface par jour.

# Écharde



Bois, épine, verre… pour retirer une écharde récalcitrante, il existe une technique simple et efficace : l'argile. Elle va ramollir les chairs et, grâce à son pouvoir absorbant, va permettre d'extraire plus facilement ce petit corps étranger de la peau. Une solution idéale et sans douleur, particulièrement indiquée pour les enfants.

## En pratique

• Posez **un cataplasme d'argile** sur la zone concernée, et maintenez-le en place toute une nuit. Le lendemain matin, il sera plus facile d'extraire l'écharde grâce à une pince à épiler. Comme la zone est peu étendue, vous pouvez utiliser de l'argile en pâte prête à l'emploi.

- Autre solution : vous pouvez également tremper votre doigt dans **un bain d'eau argileuse** pendant une trentaine de minutes. Le bon dosage : 1 cuillère à café d'argile en poudre dans un verre d'eau tiède. Ôtez ensuite l'écharde à l'aide d'une pince à épiler.



## Eczéma

Voir *Problèmes de peau* (p. 96).

## Entorse, foulure

Grâce à son action anti-inflammatoire et anti-douleur, l'argile est la meilleure des solutions naturelles pour soulager une entorse. Non seulement elle apaise la douleur, mais elle aide à guérir plus vite en résorbant l'hématome, en empêchant le gonflement et en relançant la circulation.

## En pratique

Appliquez **un cataplasme d'argile froide** sur la zone concernée. À renouveler dès qu'il devient chaud (au bout de 1 ou 2 heures), et à faire deux à trois fois par jour, jusqu'à guérison complète. Vous pouvez aussi le garder en place toute la nuit, sans trop serrer le bandage pour ne pas entraver la circulation.

**Le conseil en + :** si l'entorse est grave, il faut bien évidemment consulter un médecin!



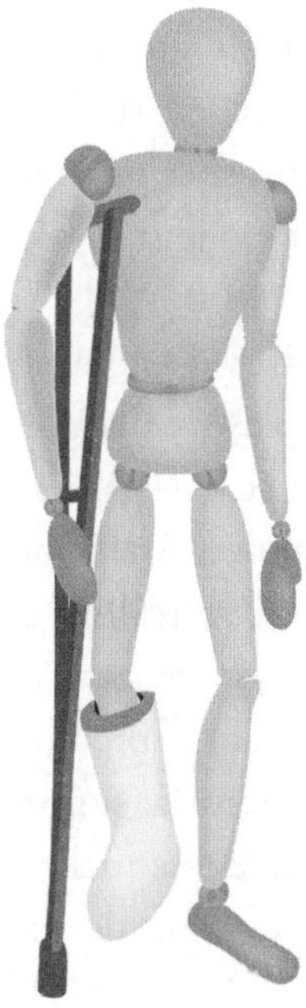

# Estomac

L'argile a de multiples vertus sur l'estomac : elle calme les irritations de la muqueuse (gastrite), neutralise l'acidité, absorbe et facilite l'élimination des toxines, protège les muqueuses… D'ailleurs, on retrouve l'argile dans de nombreux pansements gastriques vendus en pharmacie.



## En pratique

- Suivez **une cure d'argile par voie interne** pendant 3 semaines, à raison de 1 cuillère à café d'argile surfine dans un verre d'eau. Au début, ne buvez que l'eau en surface, puis remuez le mélange pour absorber progressivement un peu plus d'argile chaque jour. (Voir aussi les précautions à prendre, p. 60.)
- Si vous souffrez de crampes d'estomac, appliquez **un cataplasme d'argile verte froide** sur la zone concernée, et gardez-le pendant une trentaine de minutes. Attention, les cataplasmes doivent toujours être réalisés éloignés des repas (au moins 2 heures après ou avant).
- Vous pouvez aussi prendre un bain additionné de **3 cuillères à soupe d'argile surfine** + 10 gouttes d'huile essentielle de lavande fine (à mélanger à l'argile avant de verser dans l'eau).

# Fatigue

À l'origine de ce qu'on appelle aujourd'hui « le mal du siècle », on trouve de nombreuses causes : stress, mauvaise alimentation, maladie... Pas toujours facile de déterminer ce qui est à l'origine de cette baisse d'énergie mais, dans tous les cas, la prise d'argile est une bonne solution.



## En pratique

- Le soir, appliquez **un cataplasme d'argile froide** dans le bas de la colonne vertébrale. Laissez-le en place pendant au moins 1 heure.
- Vous pouvez aussi utiliser l'argile dans le bain : ajoutez **3 cuillères à soupe d'argile** dans l'eau + 1 poignée de gros sel gris de mer. Restez-y une quinzaine de minutes, puis rincez-vous à l'eau tiède. À faire tous les 2 ou 3 jours.
- Vous pouvez également faire une **cure d'argile verte ou blanche** pendant 3 semaines. À renouveler si nécessaire après une pause de 1 semaine. Attention toutefois : la cure d'argile exige certaines précautions (voir p. 60).

# Fièvre

La fièvre est la preuve que votre organisme se défend contre une agression, qu'elle soit d'origine microbienne ou virale. En soi, c'est donc une bonne nouvelle ! Pour l'aider dans ce combat, on peut miser sur l'argile.

## En pratique



Faites des **cataplasmes d'argile froide** sur le bas-ventre, et renouvelez toutes les deux heures.

**Le conseil en + :** pensez à bien vous hydrater !

# Foie

C'est un organe capital qui participe à la gestion et à l'élimination des toxines. Alimentation déséquilibrée, mauvaise hygiène de vie mais aussi stress sont autant de facteurs qui entraînent des dommages au foie. Or, en cas de dysfonctionnement, c'est tout le corps qui en pâtit : maux de tête, obésité, problèmes de peau, fatigue… Mieux vaut donc en prendre soin ! L'argile est intéressante dans ce cas, car elle aide à revitaliser le foie et à stimuler le processus d'élimination des toxines.

## En pratique

- Faites des **cataplasmes d'argile tiède ou chaude** sur la région du foie, et laissez-le en place pendant 2 heures environ. Attention, les cataplasmes doivent toujours être réalisés éloignés des repas (au moins 2 heures après ou avant).
- Vous pouvez également prendre l'argile par voie interne, avec toutes les précautions qui s'imposent (voir p. 60). Le bon dosage : **1 cuillère à café d'argile en poudre** à diluer dans un verre d'eau la veille au soir. Le matin à jeun, buvez l'eau en surface. Au fil des jours, mélangez un tout petit peu plus la préparation pour absorber plus d'argile. Faites une cure de 3 semaines.



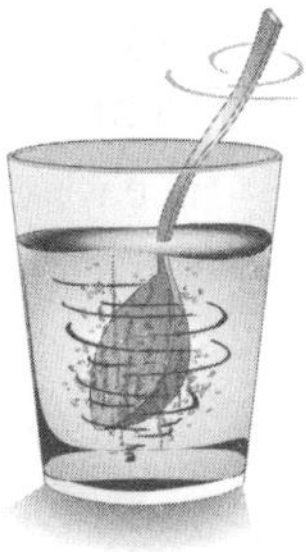

## Gastro-entérite

Diarrhées, fièvre, vomissements, nausées, crampes abdominales et maux de tête sont les principaux symptômes de cette infection récurrente en hiver, et très contagieuse. Elle est le plus souvent due à un virus mais aussi, parfois, à une bactérie (salmonelle notamment). Le meilleur traitement ? Mettre son organisme au repos (jeûne), boire beaucoup d'eau par petites gorgées pour éviter la déshydratation… et miser sur l'argile !

### En pratique

Faites des **cataplasmes d'argile froide ou tiède** sur l'estomac ou l'abdomen. Renouvelez deux à trois fois par jour maximum, en fonction des effets ressentis. Attention, les cataplasmes doivent toujours être réalisés éloignés des repas (au moins 2 heures après ou avant).

# Goutte

La goutte est due à un excès d'acide urique dans le sang. Celui-ci est causé par une surconsommation de protéines (viande blanche et rouge, poisson, fruits de mer...) ou d'alcool (notamment la bière), par certains médicaments, un problème rénal, l'hérédité, le stress... La crise se manifeste par une douleur arthritique aiguë dans le gros orteil (ou parfois à la cheville ou au genou) : l'articulation enfle et devient rouge. Pour la soulager, les compresses ou les cataplasmes d'argile se révèlent efficaces.



## En pratique

- Appliquez des **compresses ou des cataplasmes d'argile chaude** sur la zone douloureuse, et maintenez en place 1 à 2 heures. Vous pouvez répéter l'application trois fois par jour. Pour connaître la différence entre compresses et cataplasmes, voir p. 46.
- Vous pouvez ajouter dans le cataplasme ou la compresse d'argile 4 à 5 gouttes d'huile essentielle de thym.

# Mal de gorge, angine

La gorge est la porte d'entrée des microbes et bactéries. Voilà pourquoi nombre de maladies de l'hiver peuvent débuter par un simple mal de gorge… et voilà pourquoi il ne faut pas le prendre à la légère ! L'argile, en plus de ses propriétés antimicrobes, apporte un réel soulagement.



## En pratique

- Trois fois par jour, faites des gargarismes avec **1 cuillère à café d'argile blanche** diluée dans un verre d'eau tiède. Arrêtez si cela provoque des irritations.
- Vous pouvez également poser **des cataplasmes d'argile tiède** autour de votre cou. Laissez en place 1 ou 2 heures, et renouvelez deux à trois fois par jour jusqu'à disparition des symptômes.
- Autre solution efficace : sucer **un petit morceau d'argile**.

# Mauvaise circulation

Manque d'activité physique, mauvaise alimentation, tabagisme, problèmes vertébraux... sont autant de causes d'une mauvaise circulation sanguine. Résultats : lourdeurs dans les jambes, fourmillements et varices. Pour prévenir les problèmes, et soulager la sensation de jambes lourdes, essayez les bains additionnés d'argile.



## En pratique

- Faites des bains alternatifs des jambes : 3 minutes dans l'eau chaude puis 1 minute dans l'eau froide, renouvelez et finissez par un bain d'eau froide. Dans la bassine d'eau chaude, vous aurez pris le soin d'ajouter **2 à 3 cuillères à soupe d'argile surfine.**
- Vous pouvez également prendre **l'argile par voie interne** avec toutes les précautions qui s'imposent (voir p. 60).

## Migraine, mal à la tête

Les migraines et les céphalées ont des origines très diverses, souvent difficilement identifiables. Elles peuvent être liées aux hormones, à un excès d'alcool, à un problème de vertèbres cervicales, à un trouble du foie… Dans tous les cas, l'argile, à défaut de soigner l'origine même du problème, peut apporter un réel soulagement.



### En pratique

- Faites **des cataplasmes d'argile verte froide** sur le front et la nuque, en alternance. Changez toutes les heures ou dès qu'ils semblent chauds, jusqu'à amélioration ou disparition des symptômes.
- Vous pouvez également faire, en alternance sur le front, **un cataplasme d'argile froide** puis, 1 heure après, **un cataplasme d'argile chaude ou tiède.**

# Otite, mal à l'oreille

L'otite est une inflammation de l'oreille. À ce titre, elle peut être traitée comme toutes les autres inflammations : avec un cataplasme d'argile.

## En pratique

Appliquez de **larges cataplasmes d'argile froide** autour de l'oreille. Laissez en place 1 heure environ, ou moins s'il devient chaud. Vous pouvez renouveler l'application dans la journée.

**Le conseil en + :** si la douleur s'accompagne de fièvre, voir *Fièvre* (p. 88).



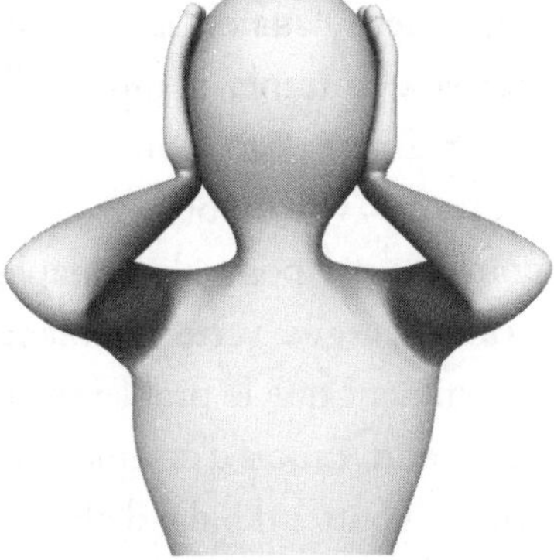

## Problèmes de peau

Grâce à ses propriétés anti-inflammatoires, cicatrisantes et antiseptiques, l'argile est efficace contre tous les problèmes de peau. Elle a un effet à la fois apaisant et adoucissant parfaitement indiqué dans les cas d'eczéma et de psoriasis mais aussi en cas d'irritations, de petits boutons…



### En pratique

- Dans l'eau du bain, ajoutez **3 cuillères à soupe d'argile blanche** : idéal pour adoucir l'eau calcaire, et pour éviter le dessèchement de la peau. Pour une meilleure dissolution, vous pouvez mélanger l'argile avec un peu d'eau tiède avant de la verser dans le bain.
- En complément, suivez **une cure d'argile blanche** par voie interne, à raison d'un verre pendant 3 semaines. Attention cependant aux contre-indications (voir p. 60).
- Vous pouvez aussi poser **des cataplasmes ou des compresses d'argile verte ou blanche**. Cela suppose évidemment que le problème de peau ne soit pas trop étendu. En cas d'eczéma, vous pouvez ajouter quelques gouttes d'huile d'olive ou d'huile d'amande douce dans la pâte à cataplasme.

- En soin S.O.S., sur des plaques peu étendues qui démangent, appliquez **une noix d'argile en tube.** Laissez agir 10 minutes puis rincez à l'eau tiède.

**Le conseil en + :** pour les problèmes de peau récidivants, essayez aussi les cures thermales proposant des bains de boue d'argile. Renseignez-vous !



## Psoriasis

Voir *Problèmes de peau* (page précédente).

## Rhumatismes, mal de dos, douleurs articulaires

Mal au dos, aux épaules, aux reins, dans la nuque : qui ne s'en est jamais plaint ? Les douleurs articulaires ne sont pas réservées aux personnes âgées : on estime qu'un Français sur cinq en souffre quotidiennement. Les causes sont très diverses : obésité, manque d'activité, hormones, ménopause, travail manuel, sport... Dans tous ces cas, les cataplasmes d'argile sont très prisés.

## En pratique



- Appliquez des **cataplasmes d'argile verte froide** sur les zones douloureuses. Maintenez en place 1 à 2 heures puis renouvelez si nécessaire. À faire chaque soir jusqu'à amélioration des symptômes.
- Chaque soir, vous pouvez aussi prendre un bain d'eau tiède additionnée de **2 à 3 cuillères à soupe d'argile** et de quelques gouttes d'huile essentielle de gaulthérie et de lavandin super. Comptez 5 gouttes de chaque, à mélanger à l'argile avant de verser dans le bain.
- Si vous souffrez de rhumatismes locaux, vous pouvez également faire des bains de mains ou de pieds dans une bassine remplie d'eau tiède additionnée de **1 à 2 cuillères à soupe d'argile.**
- Vous pouvez aussi suivre **une cure d'argile par voie interne**, en suivant bien sûr à la lettre les précautions et les contre-indications (voir p. 60).

# Rhume

C'est la maladie la plus courante de l'automne et de l'hiver ! Le rhume est une infection du nez et de la gorge causée par un virus (il en existe plus de 200 différents). Pas d'inquiétudes : dans la plupart des cas, le rhume guérit tout seul, il faut faire confiance à ses défenses naturelles. Mais, pour les aider à éliminer la cause du mal, on peut miser sur l'argile.



## En pratique

- Délayez 2 **cuillères à café d'argile surfine** dans un bol d'eau tiède. Mélangez et laissez reposer cette eau quelques heures ou une nuit.

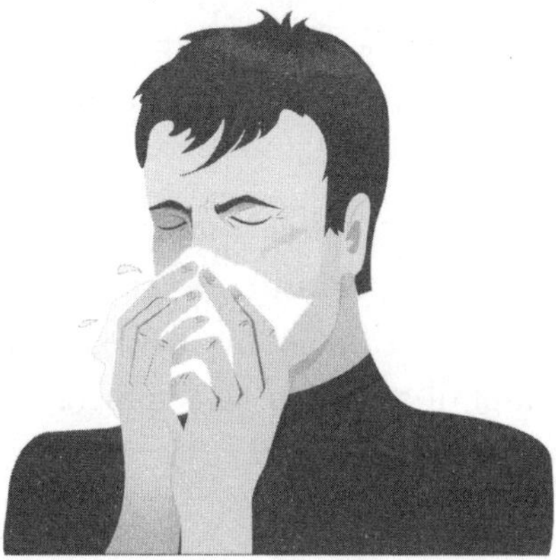

Utilisez uniquement l'eau de surface en lavement de nez (pas le dépôt au fond du verre). Pour cela, vous pouvez vous aider d'une petite pipette (à nettoyer après chaque usage). Mouchez-vous soigneusement ensuite. À renouveler matin et soir.

- Le soir, vous pouvez également prendre un bain chaud additionné de **3 cuillères à soupe d'argile surfine** mélangée à 1 poignée de sel gris de mer + 7 gouttes d'huile essentielle d'eucalyptus radié + 5 gouttes d'huile essentielle de niaouli. Faites le mélange dans un petit récipient avant de le verser dans l'eau.
- Vous pouvez également prendre l'argile par voie interne : diluez **1 cuillère à café d'argile** dans un verre d'eau, laissez reposer une nuit, et buvez l'eau de surface. À renouveler tous les matins jusqu'à disparition des symptômes. Attention toutefois aux contre-indications (voir p. 60).

**Le conseil en + :** en cas de signe de complication (otite, sinusite, respiration sifflante notamment chez un enfant, fièvre intense, toux persistante), il sera bien évidemment nécessaire de consulter un médecin.

# Rhume des foins

Plus d'une personne sur cinq souffrirait de rhinite allergique ou rhume des foins, une affection de la cavité nasale causée par les pollens d'arbres, de graminées ou d'herbes. Les symptômes : éternuements, larmoiements, nez qui coule, démangeaisons intenses... La prise d'argile ne guérit pas les symptômes mais elle peut aider à mieux supporter les périodes « à risques », notamment le printemps, grâce aux irrigations nasales.



## En pratique

• Délayez 2 **cuillères à café d'argile** dans un bol d'eau tiède. Mélangez et laissez reposer cette eau quelques heures ou une nuit. Utilisez uniquement l'eau de surface en lavement de nez (pas le dépôt au fond du verre). Pour cela, vous pouvez vous aider d'une petite pipette. Mouchez-vous soigneusement ensuite. À renouveler matin et soir.

• Vous pouvez également appliquer sur les ailes du nez **des compresses d'argile** pendant 30 minutes. Chaude ou froide : à vous de voir ce qui est le plus efficace dans votre cas !

# Sinusite

Votre nez est congestionné, vous vous mouchez beaucoup, vous avez mal à la tête, notamment entre les sourcils, et la douleur irradie vers le pourtour des yeux et jusqu'aux dents ? C'est le signe d'une sinusite, ou infection des sinus par des bactéries. Si la douleur est vraiment intense, accompagnée d'une forte fièvre et/ou que les symptômes durent depuis plus de 7 jours sans amélioration notable, il faut évidemment consulter un médecin. Mais, dans la plupart des cas, les sinusites se guérissent sans traitement en moins d'un mois. L'argile, à défaut de guérir le mal, peut soulager la douleur de manière très efficace.

## En pratique

- Appliquez **des compresses d'argile tiède** sur les arcades sourcilières, et laissez poser une trentaine de minutes. À renouveler deux à trois fois par jour jusqu'à guérison complète.
- En complément, vous pouvez poser **des cataplasmes d'argile froide** sur les ailes du nez.

• Vous pouvez également appliquer **des compresses d'argile froide** sur la nuque pendant une quinzaine de minutes.

## Toux

Voir *Bronchite* (p. 71).



## Verrue

Cette petite excroissance de la peau, souvent localisée au niveau des mains et des pieds, est causée par un virus : le papillomavirus humain (HPV). Pour la faire disparaître, il faut s'armer de patience. La plupart des verrues se résorbent en effet toutes seules, dans les deux ans. Mais on peut accélérer la guérison notamment grâce à l'argile.

## En pratique

• Appliquez chaque jour **un cataplasme d'argile verte**, le soir au coucher par exemple : ainsi vous le garderez toute la nuit. À renouveler jusqu'à disparition complète de la verrue.
• Vous pouvez également appliquer un peu de **pâte d'argile verte sur la verrue**, et la maintenir en place à l'aide d'un pansement.



**Le conseil en + :** pour les petites applications de ce type, vous pouvez utiliser de l'argile en tube prête à l'emploi. C'est plus pratique !

# Zona

Cette maladie se manifeste par des éruptions cutanées douloureuses le long d'un nerf sur le thorax, le dos, les bras, les jambes ou même, parfois, le visage. La douleur est intense, survient par crise de plusieurs semaines, et peut même se prolonger après la guérison. À l'origine du zona, on trouve un virus, celui qui déclenche la varicelle. À défaut de guérir la maladie, l'argile appliquée en cataplasme se révèle bien utile pour soulager la douleur. C'est « certainement le meilleur remède efficace, permettant la sédation des douleurs dès la troisième ou quatrième application», écrit Raymond Dextreit dans *L'argile qui guérit* (éditions Vivre en harmonie).

## En pratique

Appliquez des **cataplasmes d'argile froide** sur les zones douloureuses, et laissez en place pendant 2 heures.

## CHAPITRE 2

# Ses applications beauté

De nombreux produits de soin et de beauté intègrent l'argile dans leur composition. Et à raison car elle a de multiples vertus : elle absorbe les impuretés et l'excès de sébum sur la peau et les cheveux, adoucit et revitalise l'épiderme et le cuir chevelu, donne de l'éclat au teint grâce à un micropeeling doux, aide à lutter contre les rides, les boutons, les cernes et les pellicules, désodorise, fait les dents bien blanches... Autant de raisons de l'utiliser pure ou de l'intégrer dans des produits de beauté maison 100 % naturels, 100 % efficaces... et 100 % économiques !

## Petit mémo pour la préparation des cosmétiques maison à base d'argile

1. Pour réaliser vos mélanges, n'utilisez jamais de récipient ou d'instruments en métal ou en plastique : préférez le verre (solide), le bois, la porcelaine ou le métal inoxydable (de bonne qualité).

2. Lavez-vous bien les mains avant toute manipulation.

3. Respectez bien les dosages, notamment pour les huiles essentielles.

4. Une fois l'argile utilisée, il faut la jeter à la poubelle : elle est chargée de toxines.

5. De manière schématique, retenez que l'argile montmorillonite est utilisée pour ses propriétés revitalisantes, l'illite pour ses capacités d'absorption et la kaolinite pour ses vertus adoucissantes. Vous pouvez également utiliser l'argile en fonction de sa couleur : argile verte pour les peaux et les cheveux gras; argile blanche pour les peaux sèches, matures et sensibles ainsi que les cheveux secs; argile rose pour les peaux délicates, réactives et sensibles, et les cheveux secs, dévitalisés et fragiles.

# Bain

C'est l'une des utilisations les plus faciles de l'argile : il suffit de la verser dans l'eau du bain et de s'y plonger pendant 15 à 30 minutes. Les indications des bains à l'argile sont nombreuses ! L'argile blanche permet d'adoucir une eau un peu dure : à recommander pour la peau de Bébé, les peaux sèches ou atopiques (eczéma…). L'argile rouge, elle, a des vertus drainantes idéales pour éliminer les toxines et favoriser l'amincissement. Quant à l'argile verte, on l'emploie pour ses vertus purifiantes et antifatigue.



## En pratique

- Pour adoucir l'eau : ajoutez **2 à 3 cuillères à soupe d'argile blanche surfine** dans l'eau du bain. Pour une meilleure dissolution, mélangez l'argile avec un peu d'eau tiède avant de la verser dans l'eau.
- Vous pouvez bien sûr en profiter pour ajouter d'autres ingrédients bénéfiques pour la peau : miel, huiles essentielles (lavande, pamplemousse…), huiles végétales (amande douce, olive…), sel de mer non raffiné, vinaigre blanc… Découvrez ci-dessous des recettes de bains sur-mesure à base d'argile blanche, rouge ou verte !

## *Bain ultra-doux lait-miel-lavande*

**Ingrédients :**

2 cuillères à soupe d'argile blanche surfine
2 cuillères à soupe de lait en poudre
1 cuillère à soupe de miel liquide
10 gouttes d'huile essentielle de lavande fine

**Préparation :**



- Dans un récipient, versez le lait en poudre, l'argile et l'huile essentielle.
- Ajoutez 1 litre d'eau tiède puis le miel, mélangez et versez le tout dans l'eau du bain.
- Plongez dans ce bain pendant 15 à 20 minutes et relaxez-vous.

## *Bain drainant*

**Ingrédients :**

300 g d'argile rouge concassée
5 gouttes d'huile essentielle de pamplemousse
5 gouttes d'huile essentielle de citron
3 gouttes d'huile essentielle de cèdre de l'Atlas
1 poignée de gros sel gris de mer

**Préparation :**

- Dans une grande bassine, versez l'argile rouge et ajoutez 1 à 2 litres d'eau tiède. Mélangez à l'aide d'une spatule non métallique puis versez dans l'eau du bain.
- Dans un petit récipient, versez le gros sel et les huiles essentielles, mélangez. Versez dans l'eau du bain.
- Plongez dans ce bain pendant 20 à 30 minutes.
- Après le bain, rincez-vous avec un jet d'eau froide, en remontant des chevilles vers les hanches.
- À renouveler une à deux fois par semaine.

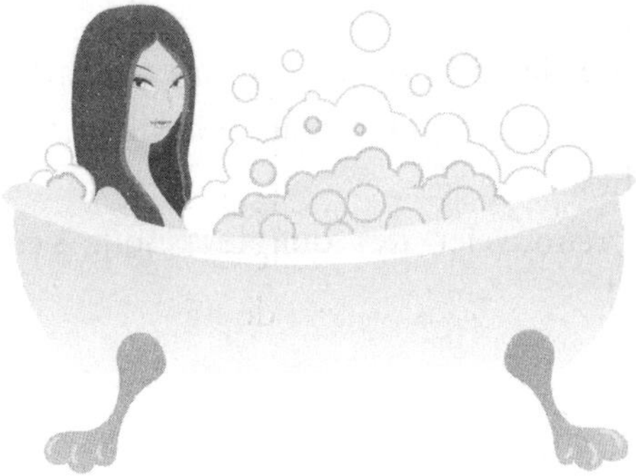

## *Bain antifatigue*

**Ingrédients :**

100 g d'argile verte ou blanche concassée

10 gouttes d'huile essentielle de verveine citronnée

2 poignées de gros sel gris de mer

**Préparation :**

- Dans une grande bassine, versez l'argile et ajoutez 1 à 2 litres d'eau tiède. Mélangez à l'aide d'une spatule non métallique puis versez dans l'eau du bain.
- Dans un petit récipient, versez le gros sel et l'huile essentielle, mélangez. Versez dans l'eau du bain.
- Plongez dans ce bain pendant 20 à 30 minutes.
- Après le bain, rincez-vous avec un jet d'eau froide, en remontant des chevilles vers les hanches.
- À renouveler dès que le besoin s'en fait sentir !

## Démaquillant

Mélangée à de l'eau pure, de l'eau florale ou une infusion de plantes, l'argile permet de préparer une pâte démaquillante naturelle et très douce. Elle élimine efficacement toutes les petites impuretés, et laisse la peau propre et veloutée.

### En pratique

- Versez 2 **cuillères à soupe d'argile ultra-ventilée** en poudre dans un petit récipient. Couvrez d'eau à hauteur et laissez poser une dizaine de minutes. Mélangez rapidement du bout des doigts et utilisez cette pâte en légers massages sur le visage. Laissez poser 5 minutes puis rincez à l'eau tiède.
- Selon votre type de peau, vous pouvez ajouter à cette pâte démaquillante d'autres ingrédients : huile végétale, huile essentielle, eau florale…
- Vous pouvez ensuite finaliser votre démaquillage avec une lotion douceur à l'argile. Pour cela, diluez **1 cuillère à soupe d'argile** (blanche, verte ou rose en fonction de votre type de peau) dans 200 ml d'eau et versez dans un flacon vaporisateur. Secouez le mélange avant utilisation. Pschittez directement sur une peau propre et sèche, ou utilisez un disque de coton.

## *Pâte démaquillante spécial peaux grasses*

**Ingrédients :**

2 cuillères à soupe de ghassoul en poudre
1 cuillère à café d'huile de noisette
2 gouttes d'huile essentielle de citron
Eau florale de thym

**Préparation :**



- Versez le ghassoul dans un petit récipient. Couvrez d'eau florale à hauteur.
- Ajoutez l'huile de noisette et l'huile essentielle de citron. Laissez poser une dizaine de minutes.
- Si nécessaire, ajoutez un peu d'eau florale pour assouplir la pâte, ou de ghassoul pour la durcir.
- Utilisez cette pâte en légers massages sur le visage. Laissez poser 5 minutes puis rincez à l'eau tiède.
- Terminez votre démaquillage avec un pschitt d'eau florale de thym.

## *Pâte démaquillante spécial peaux matures*

**Ingrédients :**

2 cuillères à soupe d'argile verte ultra-ventilée

1 cuillère à café d'huile d'argan

2 gouttes d'huile essentielle de rose

Eau florale de rose

**Préparation :**

- Versez l'argile dans un petit récipient. Couvrez d'eau florale à hauteur.
- Ajoutez l'huile d'argan et l'huile essentielle de rose. Laissez poser une dizaine de minutes.
- Si nécessaire, ajoutez un peu d'eau florale pour assouplir la pâte, ou d'argile pour la durcir.
- Utilisez cette pâte en légers massages sur le visage. Laissez poser 5 minutes puis rincez à l'eau tiède.
- Terminez votre démaquillage avec un pschitt d'eau florale de rose.

## Dentifrice

L'argile est un excellent dentifrice de remplacement : elle assainit la bouche, capte les mauvaises odeurs, lutte contre les petites infections, prévient les caries, rend les dents plus blanches... Attention cependant, elle peut se révéler abrasive pour l'émail des dents et redoutable pour les gencives sensibles. Il faut donc toujours employer une argile ultra-ventilée, à la texture très fine, et ne pas l'utiliser plus de trois fois par semaine.

### En pratique

• La solution la plus simple est d'utiliser **un dentifrice à base d'argile** : on en trouve dans les magasins de produits naturels, les pharmacies et, de plus en plus, dans les grandes surfaces « classiques ».

• Autre solution : fabriquer votre pâte à dentifrice vous-même. Pour cela, mélangez dans un petit récipient **1 cuillère à soupe d'argile verte ultra-ventilée** + 1 cuillère à soupe d'hydrolat de menthe poivrée + 1 goutte d'huile essentielle d'arbre à thé. Appliquez une noisette de cette pâte sur votre brosse à dents, et frottez (toujours des gencives vers le bord externe de la dent pour éviter d'irriter la gencive). Vous pouvez conserver cette pâte pendant 2 ou 3 jours.

- Vous pouvez aussi mélanger dans un demi-verre d'eau **1 cuillère à soupe d'argile ultra-ventilée** + quelques feuilles de menthe ou de sauge séchées et réduites en poudre. Trempez votre brosse à dents dans ce mélange et frottez-vous les dents.

Voir aussi *Aphte, gingivite* (p. 69).



## Déodorant

L'argile est un excellent absorbeur d'humidité. De plus, elle empêche le développement des bactéries... et donc les mauvaises odeurs ! Voilà pourquoi on peut l'utiliser en lieu et place de son déodorant habituel sur les aisselles, mais aussi sur la plante des pieds si vous souffrez de transpiration excessive. Une solution naturelle et très efficace.

## En pratique

- Poudrez vos aisselles ou vos pieds avec **un peu d'argile verte ou blanche surfine**. Avant application, vous pouvez ajouter 2 gouttes d'huile essentielle afin de parfumer votre poudre : lavande fine par exemple (à ne pas faire sur des aisselles fraîchement rasées !).
- Pour les problèmes de transpiration excessive des pieds, faites régulièrement des bains additionnés de **2 cuillères à soupe d'argile**. (Voir *Soin des pieds*, p. 135.)

# Gommage

L'argile est également une excellente base pour fabriquer des gommages pour le visage. Elle absorbe les impuretés et les peaux mortes, les élimine en douceur et laisse l'épiderme frais et velouté.

## *Gommage à l'argile et à l'amande (peaux sèches)*

**Ingrédients :**

2 cuillères à soupe d'argile blanche ultra-ventilée
2 cuillères à soupe d'amandes en poudre
1 cuillère à soupe d'huile d'amande douce

**Préparation :**



• Dans un récipient, versez l'argile et couvrez d'eau à hauteur. Laissez poser quelques minutes.

• Ajoutez ensuite les amandes en poudre et l'huile d'amande douce. Mélangez du bout des doigts. Si nécessaire, ajustez les quantités d'huile d'amande douce et d'amandes en poudre afin d'obtenir une pâte ni trop épaisse ni trop liquide.

• Appliquez cette pâte en légers massages sur le visage, en insistant sur la zone T (front, nez et menton) et en évitant le contour des yeux. Exercez des petits mouvements circulaires pendant 1 à 2 minutes puis rincez à l'eau tiède.

• Séchez la peau en tapotant légèrement à l'aide d'un linge propre.

## *Gommage à l'argile, au sucre et au pamplemousse (peaux grasses)*

**Ingrédients :**

2 cuillères à soupe d'argile verte ultra-ventilée
1 cuillère à soupe de sucre en poudre très fin
1 cuillère à soupe d'huile de noisette
3 gouttes d'huile essentielle de pamplemousse

**Préparation :**

- Dans un récipient, versez l'argile et couvrez d'eau à hauteur. Laissez poser quelques minutes.
- Ajoutez ensuite le sucre en poudre et l'huile essentielle de pamplemousse diluée dans l'huile de noisette. Mélangez du bout des doigts. Si nécessaire, ajustez les quantités d'huile et d'argile afin d'obtenir une pâte ni trop épaisse ni trop liquide.
- Appliquez cette pâte en légers massages sur le visage, en insistant sur la zone T (front, nez et menton) et en évitant le contour des yeux. Exercez des petits mouvements circulaires pendant 1 à 2 minutes puis rincez à l'eau tiède.
- Séchez la peau en tapotant légèrement à l'aide d'un linge propre.

# Maquillage

L'argile permet également de fabriquer des poudres libres pour le visage ou des ombres à paupières. L'avantage : elle a un effet matifiant parfait pour les peaux grasses et brillantes et donne un résultat velouté. De plus, elle permet de fabriquer soi-même des produits 100 % naturels, sans aucune substance chimique, et surtout à moindre coût ! Que demander de plus ?



## En pratique

• Pour les poudres libres, utilisez une base de fécule de maïs et colorez-la avec **un peu d'argile rouge et un peu d'argile jaune**, jusqu'à obtenir la couleur désirée. Conservez votre mélange dans un petit pot hermétiquement fermé, à l'abri de l'humidité. À balayer sur le visage à l'aide d'un gros pinceau.

• Pour les ombres à paupières, vous pouvez utiliser **une argile violette ou rose** + quelques pincées de mica brillant (en vente sur les sites spécialisés).

• Autre solution pour les ombres à paupières : créer une teinte sur mesure avec **du kaolin** (argile blanche) et des colorants naturels (oxydes, ocres, pigments végétaux…).

**Le conseil en + :** mélangez longuement votre préparation au pilon pour obtenir une poudre à la couleur uniforme. Et ajoutez 3 à 4 gouttes d'huile végétale au choix pour une bonne adhérence de la poudre sur la peau.



## Masque de beauté

Grâce à sa texture pâteuse, l'argile permet de confectionner facilement des masques de beauté pour tous les types de peaux. En fonction de l'argile choisie, et des ingrédients complémentaires qu'on y ajoute, ces masques ont des vertus assainissantes, désincrustantes et adoucissantes.

### En pratique

Pour réaliser un masque à l'argile, le principe de base est toujours le même : dans un récipient, versez **3 cuillères à soupe d'argile ultra-ventilée**. Ajoutez un liquide (eau, hydrolat…) jusqu'à recouvrement, et éventuellement d'autres ingrédients adaptés à votre type de peau (huile végétale, huile essentielle…). Ensuite, l'idéal est de laisser la préparation reposer pendant 1 heure au soleil, sans la mélanger, afin qu'elle se gorge de bienfaits. À défaut, mélangez-la rapidement à l'aide d'une spatule non métallique avant de l'appliquer sur la peau.

**Le conseil en + :** appliquez le masque sur une peau propre et légèrement humidifiée. Laissez poser 10 à 20 minutes, avant de rincer à l'eau tiède. Si l'argile sèche trop vite, vaporisez un peu d'eau ou d'eau florale. Après avoir rincé le masque à l'argile, vous pouvez parfaire votre soin visage avec une eau florale adaptée à votre type de peau : rose pour les peaux matures ou sèches, romarin pour les peaux grasses…



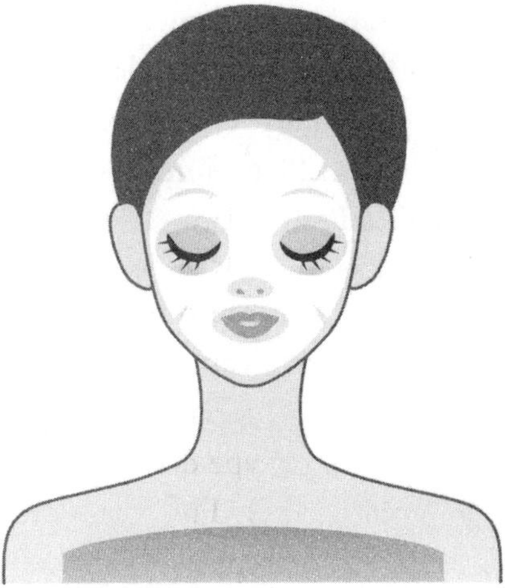

## *Masque antibrillance (peaux grasses)*

**Ingrédients :**

3 cuillères à soupe d'argile verte ultra-ventilée
1 cuillère à soupe d'huile de noisette
1 cuillère à café de jus de citron
Eau florale de menthe

**Préparation :**

- Dans un récipient, versez l'argile et couvrez d'eau florale à hauteur. Laissez reposer quelques minutes.
- Ajoutez l'huile de noisette et le jus de citron, mélangez rapidement. Si nécessaire, ajoutez un peu d'eau pour rendre la pâte plus souple, ou d'argile si elle est trop collante.
- Appliquez la préparation sur le visage en couche épaisse, en évitant le contour des yeux, et laissez poser 15 à 20 minutes avant de rincer abondamment à l'eau claire.

## *Masque adoucissant miel-yaourt (peaux sèches)*

**Ingrédients :**

2 cuillères à soupe d'argile blanche ultra-ventilée

1 cuillère à soupe de yaourt

1 cuillère à soupe de miel liquide

1 cuillère à soupe d'huile d'amande douce



**Préparation :**

- Dans un récipient, versez l'argile et couvrez d'eau à hauteur. Laissez reposer quelques minutes.
- Ajoutez ensuite l'huile d'amande douce, le yaourt et le miel et mélangez du bout des doigts afin d'obtenir une pâte homogène. Si nécessaire, ajoutez un peu d'eau pour rendre la pâte plus souple, ou d'argile si elle est trop collante.
- Appliquez la préparation sur le visage, en évitant le contour des yeux, et laissez poser 15 minutes avant de rincer abondamment à l'eau claire.

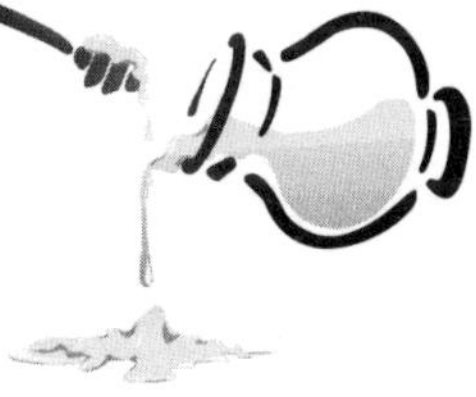

### *Masque revitalisant aux fleurs (peaux ternes et fatiguées)*

**Ingrédients :**

2 cuillères à soupe d'argile rose ultra-ventilée
1 cuillère à soupe d'huile végétale d'onagre
8 gouttes d'huile essentielle de géranium rosat
Eau florale de rose

**Préparation :**

- Dans un récipient, versez l'argile et couvrez d'eau de rose à hauteur. Laissez reposer quelques minutes.
- Ajoutez ensuite l'huile essentielle diluée dans l'huile d'onagre et mélangez rapidement. Si nécessaire, ajoutez quelques gouttes d'eau florale pour rendre la pâte plus souple, ou un peu d'argile si elle est trop liquide.
- Appliquez la préparation sur le visage, en évitant le contour des yeux, et laissez poser 15 minutes avant de rincer abondamment à l'eau claire.

## Masque capillaire

Le masque à l'argile verte est un grand classique, notamment pour assainir les chevelures grasses. Mais on peut aussi parfaitement utiliser l'argile en masque sur les cheveux secs, et décliner la recette de base en ajoutant des ingrédients adaptés aux besoins de chaque type de cheveux (pellicules, chute de cheveux...). À utiliser idéalement une fois par semaine.



### En pratique

- La recette de base est la suivante : versez **4 à 5 cuillères d'argile en poudre** (en fonction de la longueur de vos cheveux) dans un récipient et couvrez d'eau tiède à hauteur. Laissez reposer quelques minutes. Appliquez la préparation en couche épaisse sur le cuir chevelu et les cheveux, et laissez poser 15 à 20 minutes avant de rincer longuement à l'eau tiède.
- Le **ghassoul** est également parfaitement indiqué pour les masques capillaires, notamment pour les cheveux gras. Le mode d'emploi est le même que pour les autres argiles.

### *Masque à la fleur d'oranger (cheveux secs, fins, dévitalisés)*

**Ingrédients :**

4 cuillères à soupe d'argile blanche
1 cuillère à soupe d'huile d'argan
Eau de fleur d'oranger

**Préparation :**



- Mélangez le ghassoul et l'huile d'argan dans un récipient. Ajoutez de l'eau de fleur d'oranger jusqu'à hauteur et laissez poser quelques minutes.
- Si nécessaire, ajustez les quantités d'argile et d'eau de fleur d'oranger afin d'obtenir une pâte ni trop compacte ni trop liquide.
- Appliquez en couche épaisse sur le cuir chevelu et les cheveux, et laissez poser 15 à 20 minutes avant de rincer longuement à l'eau tiède.

## *Masque au romarin (cheveux gras avec pellicules)*

**Ingrédients :**

4 cuillères à soupe de ghassoul ou d'argile verte
1 cuillère à café de sel marin fin
10 gouttes d'huile essentielle de romarin

**Préparation :**

- Mélangez l'argile et l'huile essentielle de romarin dans un récipient.
- Délayez le sel dans 2 cuillères à soupe d'eau tiède. Ajoutez dans le mélange argile-romarin puis complétez d'eau jusqu'à hauteur et laissez reposer quelques minutes.
- Si nécessaire, ajustez les quantités d'argile et d'eau afin d'obtenir une pâte ni trop compacte ni trop liquide.
- Appliquez en couche épaisse sur le cuir chevelu et les cheveux, et laissez poser 15 à 20 minutes avant de rincer longuement à l'eau tiède.

## Savon pour le corps

L'argile peut également s'utiliser pour remplacer le savon. Elle purifie les peaux grasses, adoucit les peaux sèches, tout en laissant la peau parfaitement propre et tonifiée. En Orient d'ailleurs, de nombreuses femmes se servent d'une argile particulière pour se laver le corps : le ghassoul.



### En pratique

- Dans un petit récipient, versez **3 à 4 cuillères à soupe d'argile** (verte ou blanche selon votre type de peau) et ajoutez un peu d'eau de façon à obtenir une pâte épaisse. À appliquer sur le corps en frottant doucement. Rincez à l'eau tiède puis finissez par un jet d'eau froide pour tonifier la peau.
- Pour **le ghassoul**, le mode d'emploi est le même.

**Le conseil en + :** vous pouvez remplacer l'eau tiède par une eau florale (rose, fleur d'oranger…) et ajouter un peu d'huile d'amande douce ou d'olive. Vous aurez ainsi une peau satinée et parfumée !

# Savon pour les mains

Jardinage, bricolage… certains petits travaux de la maison laissent sur les mains des traces dont il est parfois bien difficile de se débarrasser. Dans ce cas aussi, l'argile peut vous aider !

## En pratique

Lavez-vous les pieds ou les mains au savon noir, en ajoutant **quelques pincées d'argile surfine.** Frottez longuement en insistant sur les zones tachées puis rincez à l'eau tiède.



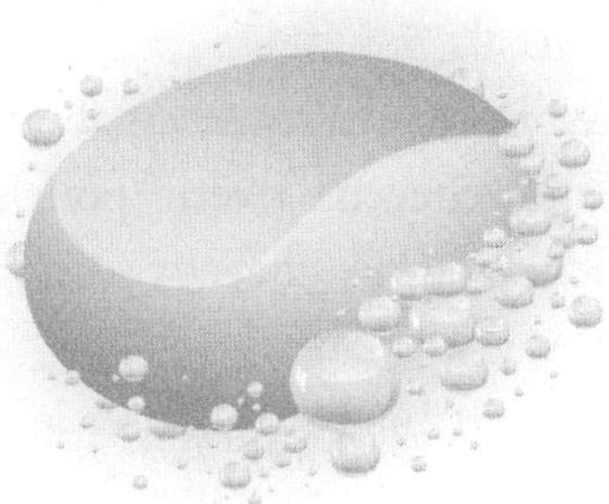

## Shampooing

L'argile est un excellent nettoyant pour les cheveux. Il suffit de l'humidifier avec un peu d'eau pour obtenir un shampooing naturel et efficace. Le fait qu'il ne mousse pas comme un shampooing du commerce pourra vous dérouter, mais sachez que ce n'est pas parce qu'un produit mousse qu'il nettoie !

### En pratique

• La recette de base est la suivante : diluez **2 cuillères à soupe d'argile** dans un peu d'eau chaude, appliquez sur le cuir chevelu et les cheveux en massant afin de bien répartir le produit. Laissez agir 10 minutes puis rincez longuement.

• Adaptez le type d'argile en fonction de votre nature de cheveux : verte pour les cheveux gras, blanche pour les cheveux secs, rose pour les cheveux fins et délicats…

• Vous pouvez bien sûr ajouter à la recette de base quelques gouttes d'une huile essentielle adaptée : pamplemousse ou romarin pour les cheveux gras, ylang-ylang en cas de chute de cheveux ou de cheveux secs, thym ou romarin pour les cheveux ternes… Comptez 2 gouttes d'huile essentielle par dose de shampooing.

## Shampooing sec

Pas le temps pour un lavage complet des cheveux ? La solution, c'est le shampooing sec à l'argile. Il est particulièrement indiqué pour les cheveux gras : ainsi, il permet de purifier les racines graissées de sébum entre deux « vrais » shampooings, sans agresser le cuir chevelu.



### En pratique

- Si vous avez des cheveux normaux ou à tendance grasse, saupoudrez votre cuir chevelu de **1 cuillère à soupe d'argile verte sèche en poudre** et laissez agir 5 minutes. Ensuite, tête en bas, brossez vos cheveux en tous sens afin d'éliminer l'argile.
- Si vous avez les cheveux secs ou fragiles, faites la même chose avec **1 cuillère à soupe d'argile blanche en poudre**.

# Soin anticernes

Manque de sommeil, hérédité ou mauvaise hygiène de vie sont généralement à l'origine des poches sous les yeux. Ajoutez-y la fatigue, ou une soirée un peu arrosée… et vous prenez 10 ans d'un seul coup ! Pour vous en débarrasser en douceur (ou tout au moins atténuer les gonflements), pensez à l'argile. Appliquée en mini-masque, elle décongestionne et lisse la peau.

## En pratique

Dans un petit récipient, versez **1 cuillère à soupe d'argile blanche.** Ajoutez un peu d'eau jusqu'à obtenir une pâte onctueuse. Appliquez cette préparation sous les yeux (en évitant leur contour immédiat) et laissez poser quelques minutes avant de rincer à l'eau fraîche.

**Le conseil en + :** pour une efficacité décongestionnante renforcée, vous pouvez remplacer l'eau par de l'eau de bleuet.

# Soin des pieds

Déodorante, antiodeurs, antibactérienne, anti-fatigue… l'argile est une bénédiction pour nos pieds ! On peut l'utiliser en bain ou en application directe sur les pieds, comme du talc.

## En pratique



- Le soir, si vous avez les pieds fatigués, accordez-vous un bain de pieds ! Dans une bassine remplie d'eau tiède, versez **2 cuillères à soupe d'argile surfine** + 2 cuillères à soupe de gros sel gris de mer. Plongez les pieds dans ce bain et restez-y 15 à 20 minutes.

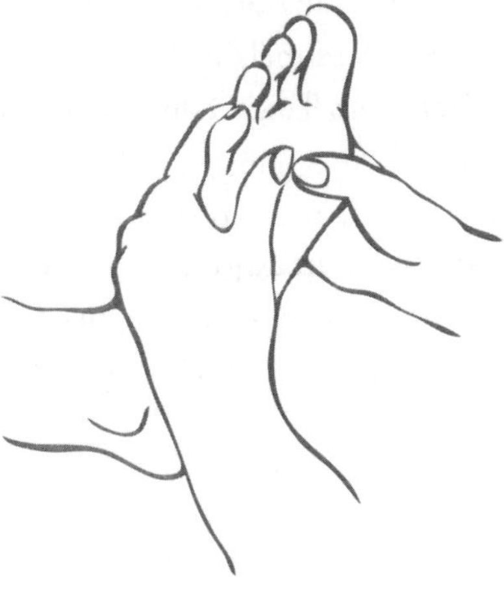

• Si vos pieds dégagent de mauvaises odeurs, ou si vous souffrez de transpiration excessive (c'est souvent lié !), prenez l'habitude, chaque matin, de les poudrer généreusement avec de **l'argile verte surfine.** Vous pouvez également ajouter quelques gouttes d'huile essentielle (voir recette ci-après).



### *Poudre antitranspirante aux huiles essentielles*

**Ingrédients :**
30 g d'argile blanche
15 gouttes d'huile essentielle de citron
15 gouttes d'huile essentielle de sauge

**Préparation :**
• Versez l'argile dans un petit bol. Ajoutez les huiles essentielles et mélangez.
• Transférez le mélange dans un petit flacon avec couvercle.
• Chaque matin, enduisez vos pieds d'un peu de cette poudre antitranspirante – en n'oubliant pas les espaces entre les orteils – puis enfilez des chaussettes (en coton de préférence).

# Talc pour bébé

Absorbante et toute douce, l'argile est parfaite pour remplacer le talc sur les fesses délicates des bébés. Elle prévient et soigne efficacement les petites rougeurs.

## En pratique

Utilisez une argile rose ou blanche. Appliquez comme une poudre après la toilette, sur une peau propre et bien sèche.



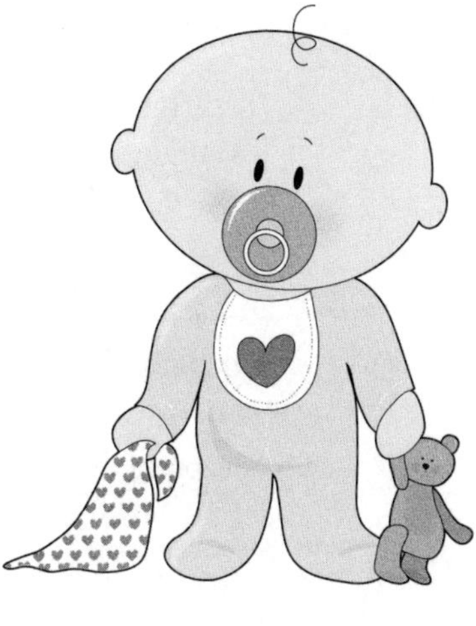

## Talc pour bébé

[illegible]

[illegible]

CHAPITRE 3

# Ses utilisations dans la maison

Grâce à ses propriétés absorbantes, l'argile se révèle bien utile dans la maison pour éliminer les mauvaises odeurs, dans les placards, le réfrigérateur... Mais pas seulement : c'est aussi un nettoyant super-efficace pour dégraisser et assainir toutes les surfaces (sous la forme de pierre d'argile) ou pour éliminer les taches les plus tenaces (sous la forme de terre de Sommières). Sans oublier son utilisation au jardin comme substrat 100 % naturel, ou en cuisine, avec la cuisson en croûte d'argile !

## Cuisson en croûte d'argile

Vous connaissez la cuisson en croûte de sel*. Mais connaissez-vous la cuisson en croûte d'argile ? Le principe est le même : on enveloppe l'aliment dans une coque hermétique, et il cuit ainsi à l'étouffée sans matière grasse. Une cuisson diététique et savoureuse qui convient parfaitement aux volailles, aux poissons mais aussi, par exemple, aux pommes de terre.



### En pratique

Le plus simple pour réaliser une croûte d'argile est d'utiliser **de l'argile en bloc** de qualité alimentaire, que l'on trouve dans les magasins de loisirs créatifs. Il suffit de l'étaler au rouleau, sur une épaisseur de 0,5 cm, avant d'en envelopper hermétiquement l'aliment et de le faire cuire. À la sortie du four, on casse la coque en tapant dessus d'un coup sec (si nécessaire avec un marteau). Effet garanti auprès de vos invités !

---

* À découvrir dans *Le sel malin*, du même auteur, Leduc.s. Éditions.

## *Poulet aux herbes en croûte d'argile*

**Ingrédients (pour 4 à 6 personnes) :**

1 poulet vidé

1 oignon

2 kg d'argile en bloc

Thym, romarin, estragon…

Sel, poivre

**Préparation :**

- Préchauffez le four thermostat 6 (180 °C).
- Épluchez l'oignon et coupez-le en quatre.
- Garnissez le poulet avec les herbes et l'oignon. Salez et poivrez.
- Étalez l'argile en deux grands cercles d'environ 0,5 cm d'épaisseur. Posez le poulet sur l'un des cercles, et posez le second par-dessus. Appuyez sur les bords afin de fermer hermétiquement la coque d'argile.
- Faites cuire pendant 1 heure.

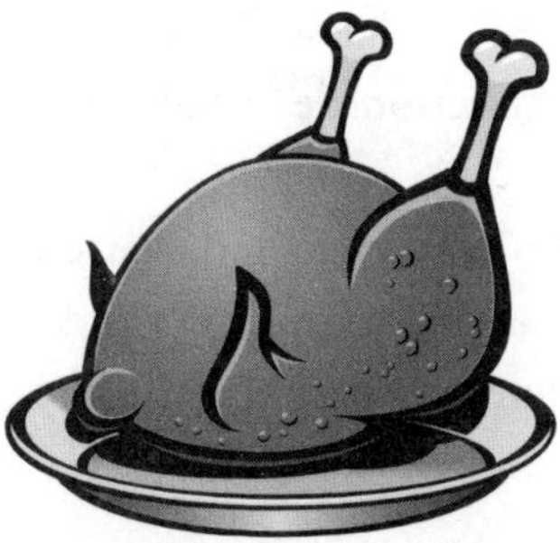

## *Pommes de terre aux baies roses en robe d'argile*

**Ingrédients (pour 4 à 6 personnes) :**

12 pommes de terre de taille moyenne
1,5 kg d'argile en bloc
2 cuillères à soupe de baies roses concassées
2 cuillères à soupe de gros sel

**Préparation :**



- Préchauffez le four thermostat 6 (180 °C).
- Lavez les pommes de terre et séchez-les.
- Étalez l'argile au rouleau sur une épaisseur de 0,5 cm, et découpez des rectangles de la taille de vos pommes de terre (pour pouvoir les en envelopper).
- Mélangez le gros sel et les baies roses.
- Sur chaque rectangle, répartissez un peu du mélange gros sel-baies roses, et posez une pomme de terre. Refermez la coque en soudant bien les bords.
- Enfournez et laissez cuire 45 minutes à 1 heure en fonction de la taille de vos pommes de terre.
- Apportez les pommes de terre à table dans leur robe d'argile, accompagnées d'une sauce au fromage blanc et aux herbes fraîches.

# Eau du robinet

Vous trouvez que l'eau du robinet sent un peu trop le chlore? Ou, en voyage, vous avez des doutes sur sa pureté? La solution, c'est l'argile grâce à ses vertus antiodeurs et assainissantes.

## En pratique

Remplissez une carafe et ajoutez **1 cuillère à café d'argile blanche**. Laissez poser quelques heures, avant de filtrer. Vous pouvez boire l'eau ainsi obtenue.

## Entretien de la maison

L'argile, et plus particulièrement la « pierre d'argile », est un nettoyant universel formidable, très écologique et très économique ! Vendue en pot dans les magasins de produits naturels et certaines boutiques de bricolage, la pierre d'argile peut remplacer quasiment tous les produits ménagers habituels. Cette « pierre » se présente sous la forme d'un bloc blanc et dur comme de la craie. Il s'agit en fait d'un mélange d'argile blanche et de savon de Marseille : on peut donc le fabriquer soi-même très facilement (voir recette ci-après) !



### En pratique

- Le mode d'emploi : il suffit d'humidifier une éponge, de la passer sur la pierre d'argile pour prélever un peu de matière, et de frotter. Rincez ensuite à l'eau froide.
- Quelles utilisations ? C'est vraiment un nettoyant universel ! On peut l'utiliser pour nettoyer et dégraisser absolument TOUTES les surfaces sans rayer : meubles de cuisine, évier, robinets, plaques de cuisson, four, carrelages, cabine de douche, salon de jardin, vitres, miroir, cuivre, inox, marbre…

## *Pierre d'argile maison*

**Ingrédients :**

1 verre d'argile blanche en poudre
½ verre de savon de Marseille liquide
30 gouttes d'huiles essentielles au choix (citron, pin, lavande, menthe, eucalyptus…)
2 cuillères à soupe de bicarbonate de soude (facultatif)

**Préparation :**

- Mélangez soigneusement tous les ingrédients. Versez dans une boîte non métallique et laissez sécher à l'air libre, sans couvercle, pendant 1 semaine dans un endroit frais et sec.
- Vissez ensuite le couvercle : la pierre d'argile se conserve ainsi indéfiniment.

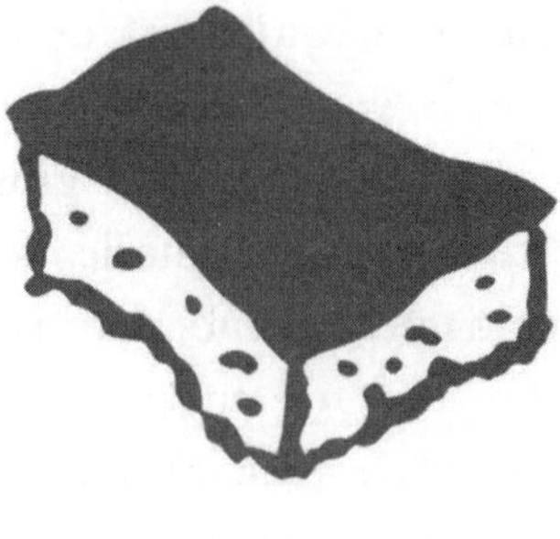

# Entretien du linge

Grâce à ses propriétés absorbantes, l'argile peut très bien remplacer la lessive en poudre. C'est une alternative écologique et surtout très économique, alors pourquoi ne pas essayer ? Pour cet usage, choisissez de l'argile verte concassée. Achetez-la en sacs de 3 kg : vous ferez des économies.



## En pratique

- Si vous avez un lave-linge à chargement par le dessus, mettez votre machine en route sans ajouter de lessive. Arrêtez-la une fois qu'elle est en eau. Ajoutez **1 grosse poignée d'argile verte concassée**, puis remettez-la en route.
- Si vous avez un lave-linge à chargement frontal, il vous sera impossible d'ouvrir la machine une fois remplie d'eau ! Il est donc préférable de faire tremper votre linge pendant 2 heures dans de l'eau additionnée de **1 grosse poignée d'argile verte concassée** avant de mettre le linge humide (rapidement essoré) dans la machine.

# Jardinage

Tous les jardiniers en herbe connaissent les billes d'argile. Ce substrat naturel et écologique est « hydrophobe », c'est-à-dire qu'il ne retient pas l'eau. Celle-ci s'écoule donc sur les billes et se charge en oxygène. Les billes d'argile sont très faciles et pratiques à utiliser, et leurs utilisations sont nombreuses : drainage, rempotage ou décoration.



## En pratique

- Il suffit de rincer les billes avant de les utiliser afin de les débarrasser de la poussière d'argile.
- Pour le drainage : versez **une couche de billes d'argile de 3 à 4 cm** dans le fond des pots. Cela favorise l'aération et protège les racines.
- Lors du rempotage, mélanger **des billes d'argile** à votre terreau de rempotage à hauteur de 10 % du volume. C'est

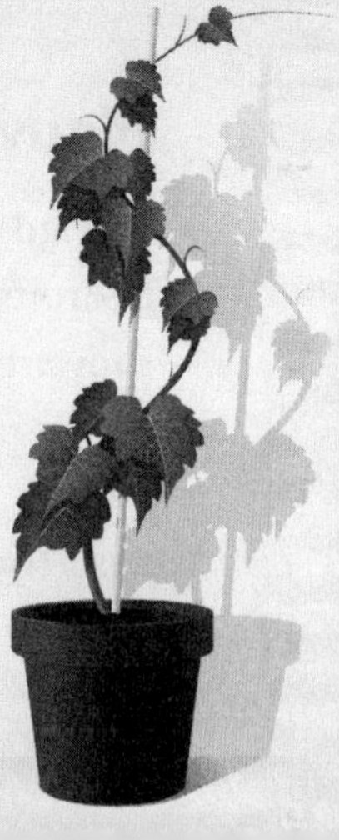

parfait pour assurer le bon développement des racines.

- Parsemées au-dessus du terreau, les billes d'argile forment une jolie couche colorée, qui se marie très bien au vert de vos plantes. De plus, elles sont parfaites pour garder la fraîcheur.
- Au jardin, utilisez-les comme paillage entre vos plantations. Ainsi, vous éviterez que ne poussent les mauvaises herbes, et vous limiterez l'évaporation. Fini les arrosages prolongés et les pesticides. C'est très écolo !
- Quant à vos plantes d'intérieur, une fois par semaine, saupoudrez leur terre de **quelques pincées d'argile verte surfine**. Ainsi, vous leur apportez un petit complément nutritionnel…



## Mauvaises odeurs

Placard à chaussures et réfrigérateur sont deux endroits confinés où les mauvaises odeurs sont souvent présentes. Pour les neutraliser, misez sur les vertus absorbantes de l'argile. Utile aussi pour enlever les mauvaises odeurs incrustées sur un tissu (rideaux, couverture du chien…).

## En pratique

• Versez 2 **cuillères à soupe d'argile surfine** dans une coupelle, et déposez-la dans l'endroit à désodoriser (placard, réfrigérateur...). Pour parfumer, vous pouvez aussi verser 10 gouttes d'huile essentielle au choix : lavande, citron, pamplemousse, eucalyptus... Renouvelez régulièrement.

• Vous pouvez également utiliser de l'**argile en morceaux ou en billes.**

• Pour désodoriser un linge : laissez-le tremper pendant 1 heure dans une bassine remplie d'eau additionnée d'**une poignée d'argile concassée.** Vous pouvez dans ce cas utiliser de la terre de Sommières, aux propriétés détachantes.



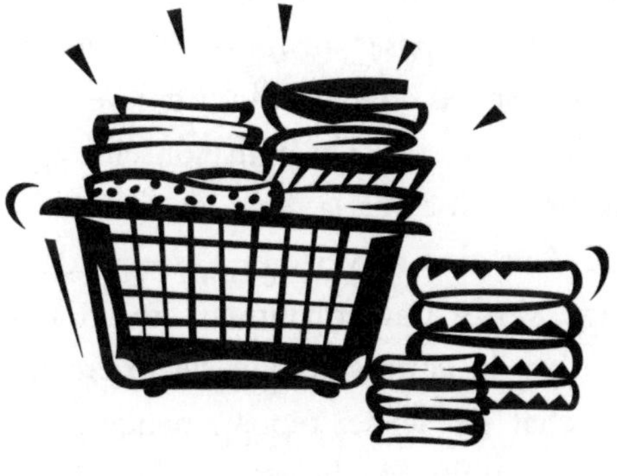

# Taches

Absorbante, dégraissante et antiodeurs, l'argile est une alliée incomparable pour toutes les petites taches du quotidien : sauce sur une nappe, pipi au lit, verre de vin rouge renversé sur la moquette ou le tapis… Elle est efficace même sur les surfaces les plus délicates comme la soie, le daim ou le marbre. Un type d'argile est particulièrement recommandé pour cet usage : la terre de Sommières, que l'on appelle aussi terre à foulon parce que, autrefois, les femmes y « foulaient » le linge pour le laver.

## En pratique

• En cas de tache, saupoudrez-la généreusement d'**argile en poudre** de manière à bien la recouvrir. Laissez reposer au moins 2 heures (plus si la tache est très étendue). Puis enlevez le surplus d'argile et brossez. Un petit conseil : agissez au plus vite, avant que la tache ne sèche.

• Si vous avez renversé de l'essence dans votre garage, versez immédiatement **une bonne couche d'argile concassée** (ou de litière minérale pour chat !) et laissez reposer pendant quelques heures. L'argile va absorber le liquide… et les mauvaises odeurs.

## Une maison tout en argile !

Considérée comme le plus vieux matériau de construction du monde, l'argile est à nouveau prisée dans les bâtiments modernes et « écolos ». Briques de terre crue, torchis (mélange d'argile et de paille), enduits, panneaux isolants, peintures... on en trouve partout ! Il faut dire que l'argile a de nombreux atouts. C'est notamment un très bon isolant sonore. C'est aussi un matériau respirant qui régule l'humidité de l'air ainsi que la température : elle emmagasine et relâche humidité et chaleur en fonction des besoins. De plus, elle purifie l'air en absorbant les polluants et les odeurs. Le tout sans aucun impact sur la santé et l'environnement.



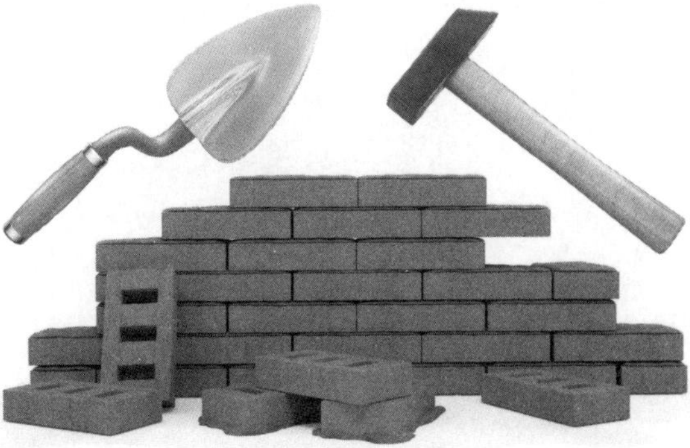

# Table des matières

Achevé d'imprimer en Espagne par
**Black Print CPI Ibérica S.L.**
Gavà (08850)

Dépôt légal : février 2011